Spüren, was gut tut

Stephan Heinz

Spüren, was gut tut
Massagen für Kinder

Bibliografische Information der Deutschen Nationalbibliothek
Die Deutsche Nationalbibliothek verzeichnet diese Publikation
in der Deutschen Nationalbibliografie;
detaillierte bibliografische Daten sind im Internet über http://dnb.d-nb.de abrufbar.

Satz, Umschlaggestaltung, Herstellung und Verlag: Books on Demand GmbH,
Norderstedt
ISBN: 978-3-8391-6457-0

Wichtiger Hinweis des Autors
Alle in diesem Buch vorgestellten Techniken, Übungen, Vorschläge und Verfahrensweisen dienen dem pädagogischen Ziel, das Lernen zu erleichtern. Sie haben sich in der Praxis als sicher und bewährt erwiesen. Ich beabsichtige mit dieser Veröffentlichung nicht, Diagnosen zu stellen oder Therapieempfehlungen zu geben. Wer die Techniken anwendet, tut dies in eigener Verantwortung. Die in diesem Buch enthaltenen Informationen ersetzen nicht den Besuch beim Arzt oder Heilpraktiker!

Anstatt eines Vorwortes

„Berührt, gestreichelt und massiert zu werden, das ist Nahrung für das Kind. Nahrung, die genauso wichtig ist wie Mineralien, Vitamine und Proteine. Nahrung, die Liebe ist.“

nach Friedrich Leboyer

Inhaltsverzeichnis

Lernen ist Bewegung, Bewegung ist Lernen

Berührung ist Zuwendung – Berührung ist Lernen

Wir befinden uns in einer schnelllebigen Zeit des Wandels. Es entsteht viel Raum für neue Möglichkeiten und innovative Lebensmodelle, jedoch birgt dieser auch Ängste, Unsicherheiten und – bringt neben erwünschten Vorteilen – auch massive Nachteile mit sich. So sind unsere Kinder immer weniger in ein festes soziales Umfeld integriert oder zuverlässig an familiäre Rituale gewöhnt.

Viele Kinder sitzen stundenlang vor Medien wie Fernseher und Computer und konsumieren das Angebot ohne Kontrolle. Kinder bis zum Alter von ca. zehn Jahren können nicht zwischen Realität und Fernsehwirklichkeit unterscheiden. Die Folgen sind wachsende Aggressivität und Angststörungen. Auch auf die Entwicklung des Gehirns und somit auch auch die Lernfähigkeit haben diese bewegungs- und kommunikationsarmen Freizeitbeschäftigungen verheerende Auswirkungen. Voraussetzung für die Vernetzung von Nervenpfaden im Gehirn sind nämlich Bewegung, Spiele, Zuwendung und Stimulation über Berührung. Die positive Wirkung auf soziales Verhalten, Denk- und Erinnerungsvermögen sowie die emotionale Entwicklung ist mittlerweile wissenschaftlich vielfach belegt. Bevor wir uns mit der praktischen Anwendung befassen, möchte ich Ihnen zunächst, in einem wirklich kurz gehaltenen theoretischen Teil, Hintergrundinformationen geben, damit Sie die Bedeutsamkeit und Wirkungsweise der Kindermassage besser einordnen können.

Paul MacLean teilt das Gehirn in drei Funktionen ein:

- Der Hirnstamm steuert instinktive Reaktionen und sichert die grundlegenden Überlebensfunktionen.

- Das Mittelhirn ist für die Verarbeitung von Emotionen und Erinnerungen zuständig. Hier werden soziale Fähigkeiten wie Empathie und Kommunikationsvermögen gebildet.
- Das Großhirn ermöglicht klares Denken und die Fähigkeit, in die Zukunft planen zu können. Hier treffen wir bewusste Entscheidungen, integrieren neue Informationen.

Das Gehirn ist ein plastisches Organ. Das bedeutet, dass es sich regenerieren und umformen kann. Hierzu benötigt es ausreichende Stimulation und ein Umfeld, welches diese Erneuerung unterstützt. Studien zeigen, dass positiv belegte und mit Freude unterrichtete Lerninhalte besser behalten werden.

Das Gehirn benötigt ca. sechs Monate, um neue Verknüpfungen zu verfestigen. In dieser Zeit braucht es viele Wiederholungen, damit es den Lerninhalt verinnerlicht. Unsere modernen Lehrpläne vernachlässigen diese Tatsache, deshalb wird viel Wissen lediglich in das Kurzzeitgedächtnis abgelegt. Auffallend ist auch, dass viele Kinder Schwierigkeiten haben, bereits Gelerntes mit neuen Inhalten abzugleichen.

Urvertrauen

Ich glaube, das größte Geschenk, das ich von jemandem bekommen kann, ist, dass er mich sieht, mir zuhört, mich versteht und mich berührt. Das größte Geschenk, das ich einem anderen Menschen machen kann, ist, ihn zu sehen, ihm zuzuhören, ihn zu verstehen und ihn zu berühren. Wenn das gelingt, habe ich das Gefühl, dass wir uns wirklich begegnet sind.

Virginia Satir

Wir alle tragen das Grundbedürfnis nach körperlicher Nähe und emotionaler Offenheit in uns. Wir erfahren darüber körperliches Wohlbehagen, Lustgefühle, nehmen unsere eigenen Grenzen wahr. Kinder, die schon früh erfahren, „Für mich ist gesorgt, ich fühle mich sicher und geliebt", reifen zu Erwachsenen heran, die eine starke Persönlichkeit entwickeln. Diese Menschen können in der Regel gut mit Krisen umgehen und haben eine positive Lebenseinstellung. Die Hirnforschung weiß, dass Kinder, die viel massiert und liebkost werden, mehr Gehirnzellen verschalten als Kinder, die wenig berührt und massiert werden. Der Dichter Jean Paul drückte eindrucksvoll die Bedeutung des Urvertrauens aus, als er sagte: „Mit einer Kindheit voll Liebe aber kann man ein halbes Leben hindurch für die kalte Welt haushalten."

Wir können die Entwicklung des Urvertrauens mit Kindermassage unterstützen, da viele Auffälligkeiten wie Suchtverhalten, mangelnde Aggressionshemmung, Misshandlung und Ähnliches ihren Ursprung in der frühen Bindungsphase des Kindes haben. Viele Krankheitsbilder beruhen auf mangelnder Aufmerksamkeit und fehlender Berührung. Schon während der Geburt wird im Gehirn der Botenstoff Oxytocin ausgeschüttet, auch Bindungs- oder Liebeshormon genannt. Durch intensive Berührung steigt die Oxytocinausschüttung bei Eltern und Kind und die Bindung wird gefestigt, insbesondere auch beim Stillen.

Durch entspannende Massage finden Kinder ihr inneres Gleichgewicht. Sie lernen sich anzuvertrauen, zu entspannen und sich in ihrer Haut wohl zu fühlen. Ein positiver Nebeneffekt von Massage ist die Erhöhung des Konzentrationsvermögens und die Schulung der Selbstwahrnehmung. Diese Kinder werden in ihrer Familie oder in ihrem Umfeld eine emotionale Sicherheit spüren und diese als Anregung für ein selbstbestimmtes Erkunden der Umwelt sehen.

Kindermassage sollte nur dann durchgeführt werden, wenn das Kind bereit ist, sich darauf einzulassen. Für die Entwicklung von Selbstvertrauen und Selbstsicherheit ist es enorm wichtig, dass das Kind lernt, nein oder stopp zu sagen. Das Kind übernimmt dadurch die Verantwortung für sich und seine Bedürfnisse, wird bindungsfähiger und authentischer im Selbstausdruck.

Durch das Erfahren von Echtheit während der Massage wird die Eltern-Kind-Beziehung gestärkt und auch in stressbesetzten Zeiten eine Insel des Entspannens und des Vertrauens geschaffen.

Auch als Missbrauchsprävention ist die Kindermassage geeignet, da die Kinder sehr früh lernen, ihre Grenzen zu ziehen.

Auf körperlicher Ebene wirkt sich die Kindermassage auf die Entwicklung des Gehirns aus. Die Muskulatur entspannt sich und die Verdauung wird gefördert. Die Kinder schlafen leichter ein und besser durch. Massierte Kinder verfügen über ein starkes Immunsystem und sind stressresistenter.

Der Wahrnehmungsprozess

Über unser Sinnesorgan Haut strömt ständig eine Vielzahl von Reizen auf das zentrale Nervensystem ein.

Der Wahrnehmungsprozess vollzieht sich in vier Stufen:

- Empfinden
- Organisieren
- Erkennen und Einordnen
- Reagieren

Trotzdem ist jede Wahrnehmung auch ein individueller Prozess, der entscheidend von unseren bisher gemachten Erfahrungen, Erlebnissen und unseren Erwartungen abhängig ist.

Wahrnehmungsprobleme

Das Kind mit Wahrnehmungsproblemen kann zwar hören, fühlen, sehen, schmecken und riechen, da seine Sinnesorgane ja nicht geschädigt sind, aber hat wie oben beschrieben Schwierigkeiten beim Empfinden, Organisieren, Erkennen und Einordnen sowie beim Reagieren. Es kommt zu Fehlinterpretation eingehender Sinnesreize. Oftmals werden die unterschiedlichen Sinnesreize nur ungenügend miteinander verknüpft oder in Beziehung gesetzt. Diese Kinder fallen im Alltag dadurch auf, dass sie oft bedrückt wirken, leicht weinen oder aus heiterem Himmel sehr wütend werden. Sie haben Schwierigkeiten, den Blickkontakt zu halten. Gerade Kinder mit Problemen in der taktilen Wahrnehmung zeigen große Angst vor unbekannten Situationen. Sie achten deshalb peinlichst auf die Einhaltung aller Rituale, schon eine nicht geschlossene Schranktür, kann sie aus der Balance bringen. Veränderung heißt Bedrohung.

Eine Wahrnehmungsstörung tritt nie isoliert auf, sie ist immer auch an Kommunikations- und Interaktionsstörungen gekoppelt.

Fazit:
Ein Kind braucht Berührung, um seinen Körper kennenzulernen und um sein Ichbewusstsein aufzubauen. Wir, die Erwachsenen, müssen es ermöglichen, dass das Kind seine Umwelt „begreifen“ und erforschen kann.

Lernen

„Lernen ist Erfahrung,
alles andere ist einfach nur Information."
nach Albert Einstein

„Wir unterdrücken unsere Kinder, und wenn sie dann ihr natürliches Interesse am Lernen verloren haben, werden ihnen spezielle Kurse angeboten, die ihnen aus ihren schulischen Schwierigkeiten helfen sollen."
nach Alice Miller

Aufgrund von Untersuchungen wissen wir, dass die Menschen sich an 10 % von dem, was sie hören, an 20 % von dem, was sie sehen und an 90 % von dem, was sie tun, erinnern können. Dennoch ist unser Unterrichtstil eindimensional:

„Ich rede, du hörst zu und lernst."
nach A. Urbanski

Allgemeine Definition Lernen

Unter Lernen versteht man alle Verhaltensänderungen oder -anpassungen, die aufgrund von Erfahrungen zustande kommen.

Setzen wir uns aktiv mit unserer Umwelt auseinander, ist Lernen ein lebenslanger Prozess. Das Neugeborene muss sein Gehirn trainieren, damit es z. B. Sehen lernt. Durch das Wahrnehmen von Licht, Schatten, Ecken und Kanten, Hell und Dunkel werden Gehirnzellen stimuliert. Auch andere Fähigkeiten wie fühlen, sitzen, robben, krabbeln, aufrecht gehen erlernt das Kind im Laufe seiner Entwicklung. Gerade die motorische Entwicklung ist für die Fähigkeiten des abstrakten Lernens besonders wichtig. Das Kind lernt, über seinen Körper seine Persönlichkeit und Weltanschauung aufzubauen. Mit etwa vier Jahren nimmt es bewusst wahr, dass sein Gegenüber ein anderes Wissen besitzt als es selbst. Gleichzeitig ist das Kind dann in der Lage, sich in andere Personen hineinzufühlen, zwischen Gut und Böse zu unterscheiden, aber auch für das Erreichen eigener Belange zu lügen.

Damit sich neu Erlerntes im Gehirn fest etablieren kann, ist es für das Kind ungeheuer wichtig, das Erfahrene als sinnvoll zu erleben. Ständige sinnentleerte Wiederholungen unterstützen also nicht den Lernprozess, sondern schaden ihm eher.

Der Lernprozess wird generell erschwert durch:

- Fehlende Motivation und mangelndes Verständnis
- Nicht ruhig sitzen können
- Mangelhafte Automatisierung von Bewegungen
- Unfähigkeit beide Körperhälften zu koordinieren
- Schwierigkeiten beim Malen Formen zu kopieren und umzusetzen
- Mangelnde Merkfähigkeit
- Ernährungsfehler (zu viel Zucker, zu wenig Wasser, kein Frühstück)
- Häufige Infektionen
- Stress
- Probleme im Elternhaus
- Schwierigkeiten beim Abstrahieren
- Konzentrations- und Aufmerksamkeitsprobleme
- Didaktische Fehler aufgrund einseitiger Lehrpläne
- Mangel an Vorbildern

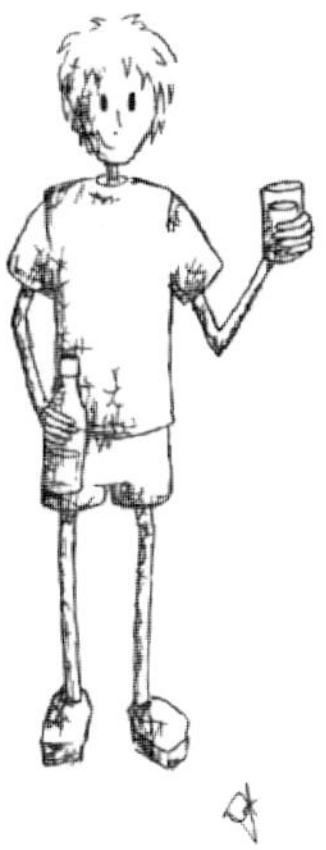

Wasser trinken

Unser Körper besteht zu 70 % aus Wasser. Unser Gehirn enthält sogar 80 bis 85 % Wasser. So erklärt sich die fatale Wirkung von mangelndem Wasserkonsum auf unser Denkvermögen.

Wasser wird also als Mittler von elektrischen Impulsen des Gehirns benötigt, es wirkt gleichzeitig aber auch als Lösungs- und Reinigungsmittel für den Organismus.

Die Faustregel für die richtige Menge Wasser lautet

Pro kg Körpergewicht 30 bis 40 Milliliter Wasser. Das bedeutet bei 50 kg Körpergewicht 2 Liter Wasser pro Tag, bei 75 kg 2,5 Liter und bei 100 kg 3 Liter. Wenn ich von Flüssigkeit spreche, meine ich ausschließlich Wasser, keine Softdrinks oder Milch.

Auswirkungen von Stress auf Lernen und Verhalten

Ziel des gesamten Massageprogramms sollte immer das Herausführen aus einem angespannten Verhalten in ein entspanntes Verhalten sein. Nur aus einem entspannten Befinden heraus sind wir in der Lage Reize zu selektieren, angemessen zu verarbeiten und zu integrieren.

Wir unterscheiden in der Stressforschung positiven und negativen Stress. Von positivem Stress, auch Eustress genannt, spricht man, wenn auf eine hohe Anforderung ein befriedigendes Ergebnis erfolgt und im Anschluss eine Ruhephase stattfindet.

Negativer Stress – Dysstress – dominiert uns so stark, dass anstehende Aufgaben nicht mehr bewältigt werden können und zu wenig Zeit für die Erholungsphase zur Verfügung steht.

Die Haut

Die Haut ist unser größtes Sinnesorgan. Ihre immense Wichtigkeit für Wohlbefinden und Gesundheit wird immer noch nicht genügend beachtet. Sie bietet uns vor allem Schutz und Stabilität, indem sie permanent innere und äußere Reize, die auf sie einwirken, balanciert. Sie reagiert äußerst sensibel auf seelische Belastungen.

Zusätzliche wichtige Informationen in Kürze:

- Die Haut stellt die Grenze zwischen dem Ich und dem Du dar.
- Haut, Gehirn und Darm differenzieren sich in der embryonalen Entwicklung aus demselben Keimblatt. So erklärt sich die Entwicklung fördernde Wirkung von Massagen auf die kindliche Gehirnentwicklung und die Darmfunktion.
- Die Haut ist unser äußerer Atmungsapparat.
- Die Haut ist Schutzhülle gegenüber schädlichen Umwelteinflüssen, Krankheitserregern und Verletzungen.
- Über die Haut scheiden wir Giftstoffe aus.
- Über das Schwitzen reguliert die Haut die Körpertemperatur.

Die Auswirkung von Massage auf die frühkindliche Entwicklung

In allen Kulturen wird die wohltuende Wirkung von Streicheleinheiten und gezielten Massagegriffen für die Entwicklung des Kindes geschätzt. Gerade für das Neugeborene ist die liebevolle Zuwendung der Eltern essenziell. Gezielte Massage stärkt das Urvertrauen und auch der Kontakt zwischen Kind und Eltern wird gestärkt. In der Therapie kann ich oft beobachten, wie Massage sich positiv auf die körperliche und emotionale Kommunikation zwischen dem Kind und mir auswirkt. Generell kann man sagen, dass Babys und Kinder, die viel gestreichelt und massiert werden, entspannter sind, sich besser konzentrieren können, besser einschlafen, mehr Selbstvertrauen besitzen und in ihrem Verhalten wesentlich ausgeglichener und damit insgesamt ausgeglichener sind.

Die Haut kann Berührungsqualitäten differenzieren und nimmt über Messfühler Berührungsreize auf. Diese sind über den gesamten Körper verteilt. Im Mundbereich und an den Händen haben wir eine wesentlich dichtere Verteilung als an Rücken und Oberschenkeln. Dies ist sinnvoll, denn mit dem Rücken fühlen wir ja nicht so oft wie mit der Hand. Würden wir über den Rücken genauso viele Impulse wie über die Hand bekommen, bekämen wir wohl Schwierigkeiten, welcher Empfindung wir unsere Aufmerksamkeit schenken sollten. Ein Problem, das übrigens Kinder haben, die hypersensibel über die Haut wahrnehmen.

Die Haut stellt die Grenze zwischen uns selbst und der Umwelt dar. Wir differenzieren zwei unterschiedliche Systeme, zum einem das Abwehrsystem und zum anderen das Kontrollsystem. Das Abwehrsystem ist bereits zum Zeitpunkt der Geburt ausgebildet. Es reagiert auf oberflächliche Stimulierungen (Kitzel, Schaum etc.). Diese feinen Reize haben für den Empfänger eine starke emotionale Bedeutung und können deshalb auch emotionale Verhaltensweisen hervorrufen. Dieses System beeinflusst die

Aufmerksamkeit und das innere Gleichgewicht. Über das Schutz- und Abwehrsystem regeln wir auch die Schmerzwahrnehmung und das Temperaturempfinden.

Die Hauptaufgabe des Abwehrsystems besteht darin, den Körper zu schützen, indem es den Kampf- oder Fluchtreflex auslöst. Das bedeutet, dass ich mich entweder zurückziehe und flüchte oder „zum Angriff übergehe".

Das zweite System der Hautwahrnehmung ist das Kontrollsystem. Dieses reagiert auf Druck, Vibration und feste, tiefe Berührung. Es ist – anders als das Schutz- und Abwehrsystem – bei der Geburt noch nicht ausgereift, sondern reift erst im Laufe der Entwicklung durch seinen Gebrauch.

Mit Hilfe des Kontrollsystems ist das Kind in der Lage, Berührungsreize zu orten, zu erkennen und einzuordnen. Das Kontrollsystem ermöglicht es, Dinge zu „begreifen". Ich verstehe dieses Kontrollsystem auch als die Instanz, die aktive Erkundungswahrnehmung ermöglicht. Ich nehme Reize nicht einfach nur passiv auf, sondern kann mir diese auch aktiv selbst ermöglichen und zuführen.

Nach der Geburt ist das Abwehrsystem noch sehr aktiv. Das Neugeborene besitzt eine hohe Sensibilität für Berührungsreize. Durch diese lernt es sich und seine Grenze kennen und kann sich dadurch besser organisieren.

Im Alter zwischen vier und fünf Jahren sollte das Kontrollsystem die Führung übernehmen. Ist dies nicht der Fall, wirkt das Kind unruhig und chaotisch, vermeidet Berührung und hat Schwierigkeiten, die Konzentration und Aufmerksamkeit zu halten. Eine solchermaßen gestresste kindliche Seele benötigt vor allem eines – Zeit und Ruhe: Zeit zum Ankommen, Zeit zur Regeneration und zur Entspannung.

Massage fördert die Zentrierung des Kindes. Ein zentriertes Kind zeichnet sich durch folgende Fähigkeiten aus: Es ist zentriert, aufrecht, kann klar denken und sich gut konzentrieren. Es kann Gedankengängen leicht folgen, sie selbstständig anpassen und mit vergangenen abgleichen.

Das Kind fühlt sich wohl in seiner Haut und ist produktiv. Es ist mutig und bringt sich engagiert in das Leben ein. Flexibel reagiert es aus seiner Mitte heraus. Es ist stabil verwurzelt wie ein Baum und besitzt Standhaftigkeit. Es bewahrt den Überblick und besitzt eine positive Einstellung dem Leben gegenüber. Es kann sich emotional ausdrücken. Ist das Kind nicht zentriert, wirkt es chaotisch, verwirrt und zerstreut. Es kann sich nur ungenügend konzentrieren, verliert den roten Faden und hat das Gefühl, überwältigt zu sein. Manche reagieren mit einer irrationalen Angst oder haben Schwierigkeiten, ihre Gefühle wahrzunehmen und auszudrücken. Für das Lernen und erfolgreiche Agieren im Miteinander stellt eine gute Zentrierung die beste Basis dar, um den Herausforderungen des Alltags zu begegnen.

Störungen im taktilen System und die Auswirkung auf Lernen und Verhalten

Folgende Tabelle gibt erste Hinweise, wie sich eine taktile Unter- oder Überempfindlichkeit im Alltag des Kindes zeigt. Von einer Unterempfindlichkeit sprechen wir, wenn das Sinnessystem Haut so träge ist, dass es zu wenige Eindrücke aufnimmt oder an das Gehirn weiterleitet. Von einer Überempfindlichkeit sprechen wir, wenn über die Haut zu viele Sinneseindrücke an das Gehirn weitergeleitet werden. Durch diese Überreizung ist das Gehirn mit der Filterung und angemessenen Verarbeitung überfordert. Das Kind kann folglich Situationen und sich selbst nicht gut einschätzen. Oftmals sind diese Kinder in ihrer Aufmerksamkeits- und Konzentrationsfähigkeit eingeschränkt. Auch das Abstraktionsvermögen und die Verarbeitung von Gefühlen sind beeinträchtigt.

Taktile Unterempfindlichkeit	Taktile Überempfindlichkeit
Das Kind bewegt sich während der Schwangerschaft wenig.	Das Kind bewegt sich während der Schwangerschaft eher viel und reagiert auf Bewegungen der Mutter mit Unruhe.
Wirkt in den ersten Monaten sehr ruhig und scheint Berührung nicht zu registrieren.	Wirkt in den ersten Monaten sehr unruhig. Lässt sich durch Berührung nicht beruhigen.
Die Haut wirkt teigig, ist weich und weist eine gelbe Tönung auf.	Neigt zu Hautausschlägen und Neurodermitis.
Steckt vieles in den Mund, es scheint aber nicht auf diese Reize zu reagieren.	Erforscht wenig mit dem Mund. Neigung zu Allergien.
Schläft viel und ist sehr ruhig.	Schreit beim Wickeln und Baden.

Taktile Unterempfindlichkeit	Taktile Überempfindlichkeit
Lernt schwer sprechen. Sprache und Artikulation wirken undifferenziert.	Keine Sprach- und Artikulationsauffälligkeiten.
Sucht feste Berührung.	Bevorzugt hartes und festes Spielmaterial.
Sucht ständig Körperkontakt.	Meidet Körperkontakt.
Reagiert verzögert.	Reagiert aufmerksam, rasch.
Mangelnde Kraftdosierung: Drückt eher zu fest.	Mangelnde Kraftdosierung: Drückt eher zu wenig.
Berührt alles und zerstört viel.	Berührt wenig und alles hat seine feste Ordnung.
Bevorzugt weiche Speisen.	Bevorzugt feste Speisen.
Genügt sich selbst.	Geht auf Abwehr.
Erkundet seine Umwelt kaum.	Sucht ständige Aufmerksamkeit, meidet dabei Körperkontakt.
Liebt Sportarten mit Körperkontakt.	Abneigung gegen Gruppenaktivitäten.
Registriert Schmerz kaum.	Reagiert stark vegetativ. Ausgeprägtes Schmerzempfinden.
Kontakt- und Beziehungsprobleme: Setzt sich nicht durch.	Kontakt- und Beziehungsprobleme: Möchte immer bestimmen.
Berührungsempfinden schwach.	Berührungsempfinden hypersensibel.
Wirkt tollpatschig und antriebsarm.	Läuft auf Zehenspitzen und wirkt angespannt.
Kind „umklammert“ Stift.	Kind berührt Stift und Blatt kaum.

Taktile Unterempfindlichkeit	Taktile Überempfindlichkeit
Liebt es zu matschen, sich zu bemalen, ist ständig mit seiner Sinnlichkeit beschäftigt.	Vermeidet es, sich mit Materialien auseinanderzusetzen, die das taktile System stimulieren. Schwaches Erkundungsverhalten.
Organisiert sich eher chaotisch. („Komm ich heute nicht, komm ich morgen.“)	Sehr strukturiert, perfektionistisch. Alles hat seinen festen Platz.
Schwierigkeiten, Strukturen zu erkennen und einzuhalten.	Unflexibel, schlechte Anpassungsfähigkeit.
Genießt Körperpflege.	Meidet Körperpflege, ist schon früh selbstständig.
Schwierigkeiten beim Erfassen räumlicher Zusammenhänge, Beziehungen und Strukturen.	Schwierigkeiten beim Erfassen räumlicher Zusammenhänge, Beziehungen und Strukturen.
Schweift mit den Gedanken immer wieder ab (der Tagträumer).	Registriert alles, dadurch schnell abgelenkt, unkonzentriert und überfordert.
Eher ruhig und gelassen.	Immer in Aktion und Bewegung.

Mororeflex

„Das Gefühl von Identität wurzelt im Gefühl, zum eigenen Körper Kontakt zu haben. Um zu wissen, wer man ist, muss über die Gefühle Klarheit bestehen. Der Mensch muss mit seinem eigenen Gesichtsausdruck, seiner Körperhaltung und seinen Bewegungen vertraut sein.“

Alexander Lowen

Beim Mororeflex handelt es sich um ein frühkindliches Globalmuster. Frühkindliche Globalmuster sind automatische, motorische Reaktionen, die von Hirnstamm und Rückenmark ausgelöst werden. Sie unterliegen nicht unserem Willen. Frühkindliche Globalmuster dienen unserem Überleben. Durch Nutzung dieser Reflexe und fortschreitender Entwicklung des Nervensystems wird das Kind in die Lage versetzt, die Bewegungen willkürlich zu steuern und zu nutzen. Ab diesem Zeitpunkt ist das Kind nicht mehr seinen Reflexen ausgeliefert, sondern entwickelt fortschreitend eine gute Willkürmotorik. Die Reflexe können besser gehemmt bzw. integriert und in lebenslange Haltungs- und Richtreaktionen entwickelt werden. Dem Mororeflex kommt dabei eine besondere Rolle zu, die im Folgenden ausführlich dargestellt wird.

Der Mororeflex entsteht ca. in der 8. Schwangerschaftswoche und sollte im 4. Lebensmonat gehemmt werden können. Gerade über unsere Massagetechniken können wir Kindern helfen, ihn besser zu integrieren.

Auslösung:
Dieses Globalmuster wird durch unerwartete Berührungen, plötzliche Lageveränderung des Kopfes, Schreck, plötzlichen Lichtwechsel oder plötzliche akustische Reize ausgelöst.

Der Säugling öffnet den Mund, die Arme werden seitlich nach oben weggestreckt, Hände, Beine und Rumpf gehen in ein Extensionsmuster, anschließend schließt sich der Mund wieder, die Gliedmaßen und der Rumpf kehren ins Beugemuster zurück.

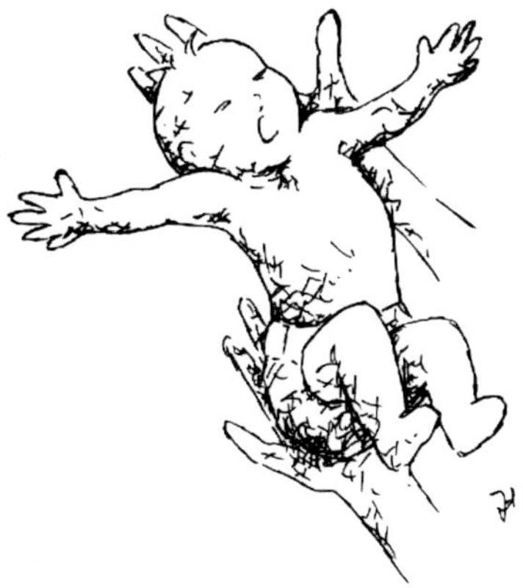

Wie wirkt sich ein nicht integrierter Mororeflex im Leben des Kindes aus?

In erster Linie fallen diese Kinder in der Praxis durch Ängstlichkeit und Anspannung auf. Durch die Ausschüttung von Stresshormonen kann es zu unangemessenem Verhalten (wie Aggression oder Hyperaktivität) kommen. Es fällt den Kindern schwer zu vertrauen und sie vermeiden gerne alle unbekannten Aufgaben und Anforderungen. Manche Kinder kompensieren ihre Unsicherheit mit zwanghaften Verhaltensmustern. Kinder, die die Mororeaktion nicht überlagern können, haben Schwierigkeiten beim Erlernen des freien Sitzens und des Sprechens. Das Essen sowie der Mundschluss fallen schwer, ständiger Speichelfluss kann auftreten. Oft fallen sie auch dadurch auf, dass sie schnell reizüberflutet sind und defensiv auf Reize reagieren.

Hilfen zur Verbesserung der Alltagssituation und besseren Integration des Mororeflexes

- Das Kind sollte immer das Gefühl vermittelt bekommen, dass nichts geschieht, was ihm Unbehagen bereitet. Fordern Sie es immer wieder auf, zu artikulieren, wenn es etwas nicht möchte.

- Beobachten Sie seine Befindlichkeit, reflektieren Sie verbal und erarbeiten Sie gemeinsam mit ihm eine Lösung (z. B. umsetzen, Fenster schließen).
- Massieren Sie das Kind mit tiefen, aber sanften Massageimpulsen. Benutzen Sie, sofern das Kind es mag, ätherische Öle.
- Massieren Sie das Kind, indem Sie bei den Handflächen beginnen und Ihre Hände sanft das Handgelenk umfassen. Bauen Sie nun leichten Druck auf und arbeiten Sie dies bis zum Schultergelenk hinauf (Sequenz 5-mal wiederholen), dann wechseln zur anderen Seite. Im Anschluss daran massieren Sie mit derselben Grifftechnik vom Sprunggelenk bis hinauf zur Hüfte. Diese Übung wirkt beruhigend und zentrierend.
- Zeigen Sie dem Kind die Wirksamkeit des Konzentrierens auf die Körpermitte während stressbesetzter Situationen, indem Sie mit ihm die Bauchatmung üben.
- Arbeiten Sie mit akustischen Reizen (Klangschalen, Klangstäben, Hörmemories, Gongs ...).
- Integrieren Sie Spiele, die Vertrauen fordern (Blindekuh ...).
- Integrieren Sie Entspannungsübungen (progressive Muskelentspannung, autogenes Training ...).
- Fördern Sie das Vertrauen in die eigenen Fähigkeiten.
- Sorgen Sie dafür, dass das Kind immer genügend trinkt. Konzentration und massive Stressreaktionen verbrauchen besonders viel Wasser. Deshalb sollte man unter Stress die doppelte Menge Wasser zu sich nehmen.
- Materialien wie Rasierschaum, Fingerfarben oder etwa Ton wirken sich sehr förderlich aus, da sie eine intensive Körpererfahrung ermöglichen.

In meiner Arbeit hat sich zur Integration des Mororeflexes auch die Massage des gesamten Fußes mit der tibetischen Acht nach Stephan Heinz bewährt.

Vorbereitung der Kindermassage

Vor Beginn der eigentlichen Kindermassage ist es wichtig, dass Sie die Lagerung des Kindes unterstützen, indem Sie Verspannungen und Blockaden im Energiefluss auflösen. Dies geschieht über gezielte Griffe, die ich aus der Kinesiologie und der Eutonie übernommen habe. Gerade das Becken nimmt viel negative Ladung auf. Das Entspannen der Beckenmuskulatur bewirkt, dass sich Verspannungen im unteren Rücken lösen.

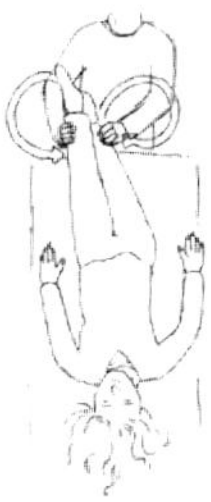

1. Legen Sie die Beine übereinander, sodass sie sich oberhalb des Sprunggelenks kreuzen.
2. Halten Sie nun mit beiden Händen die Fersen des Kindes und bitten Sie es, das Gewicht der Beine in Ihre Hände zu legen.
3. Beginnen Sie nun sanft, mit den angehobenen Beinen eine liegende Acht auszuführen.
4. Um den gesamten Hüftbereich zu lösen, ist es wichtig, die Beine in unterschiedlichen Höhen durch die liegende Acht zu führen.

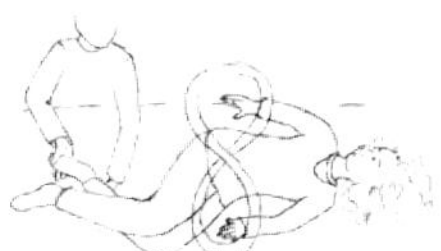

1. Bei dieser Übung lassen Sie das Kind die Knie anwinkeln, sodass die Beine nach außen fallen.
2. Unterstützen Sie nun das Kind, indem Sie eine Hand unter die Knie und die andere Hand zum Stabilisieren an die Ferse legen.
3. Führen Sie nun wieder liegende Achten aus.

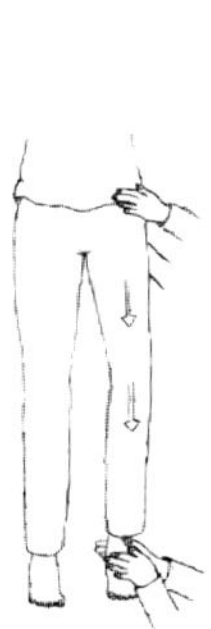

1. Legen Sie eine Hand unter das Gesäß, die andere Hand auf die Hüfte.
2. Halten Sie diese Positionen, bis sich das Kind entspannt.
3. Ziehen Sie nun mit sanftem Impuls beide Hände in Richtung der Füße. Streichen Sie sie bis über die Zehenspitzen aus.

Tibetische Reflexzonentherapie nach Stephan Heinz

Nach tibetischer Vorstellung fließt die Energie in einem Achterstrom durch den gesamten Körper. Diese Energieströme wirken sehr subtil. Auch andere Disziplinen arbeiten mit integrierenden Achterbewegungen. Die Heilpädagogik und auch die Edu-Kinesthetik balancieren damit die Gehirnhälften.

> Die liegende Acht, die keinen Anfang und kein Ende hat, steht als universelles Symbol für zirkulierende Lebensenergie.
> Die Acht gibt dir die Wahl, in welche Richtung du gehen möchtest. Es gibt kein Richtig oder Falsch – letztendlich treffen sich alle Wege wieder. Die Acht steht auch für die Freiheit entscheiden zu können, wohin und auch wie du gehen möchtest.
>
> ***Stephan Heinz***

Diese Sichtweisen haben eines gemeinsam: „Sie schätzen die Acht als Möglichkeit, Körper, Geist und Seele in Balance zu bringen."

Die Acht symbolisiert darüber hinaus auch Zusammenarbeit: wir beide zusammen.

Für mich ist die Balancebehandlung mit der tibetischen Acht eine faszinierende Möglichkeit, um zu Menschen einen tiefen Zugang zu bekommen und sie emotional zu stabilisieren.

Weitere Möglichkeiten des Einsatzes der tibetischen Reflexologie:

- Schmerzreduzierung
- Wachstumsschmerzen

- Gelenkschmerzen
- Schwellungen
- Harmonisierung beider Körperhälften
- Stressabbau
- Chronische Erkrankungen
- Angstzustände
- Rechts-links-Blockaden
- Gleichgewichtsstörungen
- Muskuläre Blockaden
- Konzentrationsstörungen
- Narben

Sie können die tibetische Reflexzonenmassage mit besonderen Massageölen oder Cremes durchführen. Sie können die Achten sowohl direkt auf der Haut massieren, als auch über der Körperoberfläche abfahren.

Tibetische Reflexzonenmassage

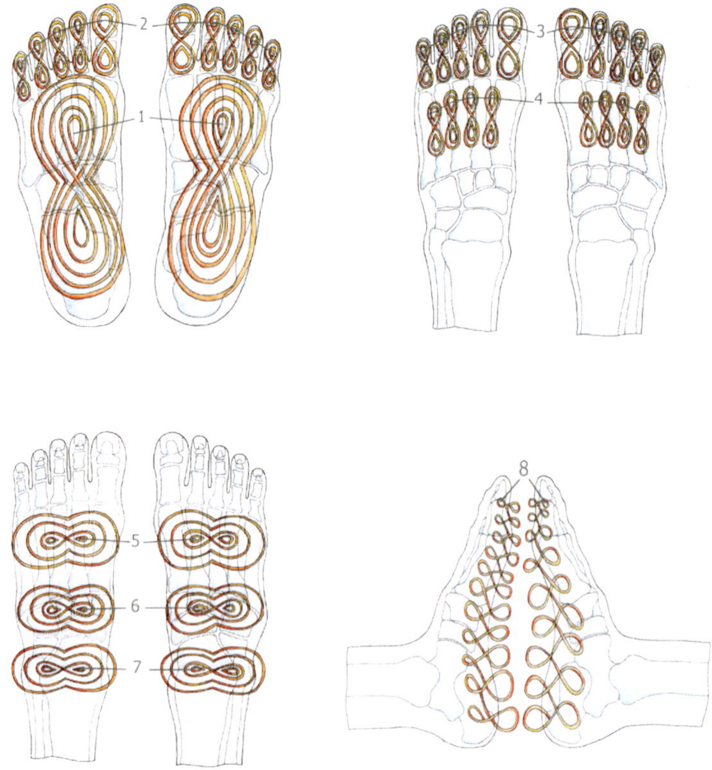

1. Balance des Rückens
2. Balance des Nervensystems
3. Balance der Gesichtszone
4. Balance der Bronchien
5. Balance der Lunge
6. Balance der Bauchorgane
7. Balance der Beckenorgane
8. Balance der Wirbelsäule

Ablauf der tibetischen Balance nach Stephan Heinz

- Massieren Sie ein große Acht über die gesamte Fußsohle. Diese Massagetechnik balanciert den Rücken und die inneren Organe. Dies hat sich bei hyperaktiven Kindern bewährt.
- Massieren Sie auf den Zehen (Fußsohlenseite) eine Acht, damit balancieren Sie das Nervensystem. Dies hat sich bei hyperaktiven Kindern sehr bewährt.
- Massieren sie auf den Zehen (Fußrücken) eine Acht, damit erreichen Sie vor allem das Gesicht und balancieren die Sinnesorgane.
- Zwischen die Mittelfußknochen, auf dem Fußrücken, massieren Sie im weichen Gewebe stehende Achten. Dies bewirkt eine Entspannung der Bronchien und hat sich in meiner Praxis als effektiver Griff bei Asthmatikern bewährt.
- Balancieren Sie das Lungengebiet, indem Sie eine liegende Acht über die Reflexzonen des Brustkorbes massieren.
- Balancieren Sie die Bauchorgane, indem Sie eine liegende Acht über die Fußwurzelknochen massieren. Dies hat sich auch bei Koliken bewährt.
- Balancieren Sie die Beckenorgane und die Hüfte, indem Sie eine liegende Acht um den Innen- und den Außenknöchel massieren.
- Behandeln Sie die Wirbelsäulenenergie, indem Sie liegende Achten über die Reflexzonen der Wirbelsäule massieren.

TIPP: Jedes Mal, wenn Reflexzonen sehr schmerzhaft auf den gesetzten Impuls reagieren, massiere ich sanft einige Achten auf das Gewebe. Sie werden erstaunt sein, wie die Qualität des Gewebes und das subjektive Schmerzempfinden des Patienten sich verändern. Gerade bei Gelenkbeschwerden balanciert die tibetische Acht den Energiefluss auf außergewöhnliche Art und Weise.

Tibetische Kindermassage nach Stephan Heinz

Die von mir entwickelte Baby- und Kindermassage kann vielfältig eingesetzt werden:

- Unruhige Kinder finden wieder ihr Zentrum und werden dadurch ruhiger.
- Unterstützt die ausgewogene Zusammenarbeit beider Körperhälften.
- Beruhigt bei Angstzuständen.
- Baut Selbstwahrnehmung und Selbstvertrauen auf.
- Erdet und stabilisiert.
- Entspannt die Muskeln und löst Blockaden.
- Unterstützt den Heilungsprozess nach schweren Erkrankungen.
- Löst Rechts-links-Blockaden auf.
- Gut als Einschlafhilfe.
- Wirkt entkrampfend bei 3-Monatskoliken.

Sie können die Massage sowohl mit als auch ohne Massageöle anwenden. Kinder, bei denen das Abwehrsystem noch sehr aktiv ist, mögen Massageöle oftmals nicht so gerne.

Ansonsten können Massageöle die Behandlung hilfreich unterstützen. In meiner Praxis hat sich die Kombination von neutralem Basisöl mit ätherischen Ölen aus der Aromatherapie bewährt.

Basisöl:

- Mandelöl wirkt besonders ausgleichend auf das Nervensystem.
- Macadamiaöl nährt extrem trockene Haut.
- Nachtkerzenöl ist bei umweltbedingten Hauterkrankungen ein sehr wirksames Mittel.
- Olivenöl hat sich bei Wachstumsschmerzen bewährt und wird auch bei entzündlichen Hauterkrankungen mit Erfolg eingesetzt.

Als Basisrezept empfehle ich die Zusammensetzung:
100 ml Basisöl
15 Tropfen ätherisches Öl

Folgende Auflistung gibt erste Ideen, welches ätherische Öl ausgewählt werden kann.

Indikation	Ätherisches Öl
Alpträume	Lavendel, Rose, Sandelholz, Neroli, Weihrauch
Angst	Melisse, Kamille, Rose, Weihrauch, Geranie
Aggression	Neroli, Lavendel, Pfefferminz
Bauchschmerzen	Anis, Kamille, Lavendel, Fenchel, Kümmelöl
Bettnässen	Scharfgarbe, Rose, Kamille, Neroli
Husten	Thymian, Rosmarin, Eukalyptus
Kopfläuse	Lavendel, Melisse, Zimt, Geranie
Masern	Eukalyptus, Kamille
Nasenbluten	Lavendel, Zitrone, Weihrauch
Ohrenschmerzen	Kamille, Lavendel
Prüfungsangst	Neroli, Mandarine, Lavendel
Ekzem	Kamille, Schafgarbe, Lavendel
Fieber	Kamille, Bergamotte, Melisse, Rose, Zitrone
Reiseübelkeit	Minze, Lavendel
Scharlach	Eukalyptus
Schnupfen	Kamille
Sonnenbrand	Geranie, Kamille, Lavendel
Verstopfung	Fenchel, Rose, Majoran
Windpocken	Kamille, Schafgarbe, Eukalyptus
Zahnen	Kamille, Iris

Generell gilt bei Einsatz von ätherischen Ölen, dies immer mit dem behandelnden Kinderarzt oder Heilpraktiker zu besprechen. Die Anwendung ätherischer Öle birgt neben ihrer wohltuenden Wirkung auch immer Gefahren. Unverdünnt Öle sind für Säuglinge und Kinder nicht geeignet und können starke allergische Reaktionen auslösen. Oftmals werden sie auch überdosiert! Bedenken Sie: Ein Tropfen ätherisches Öl entspricht ca. 24 Tassen Tee.

Bei Kinder unter drei Jahren ist bei folgenden Ölen äußerste Vorsicht geboten: Kampfer, Thymian, Eukalyptus und Pfefferminze.

Alle ätherischen Öle sind haut- und schleimhautreizend und sollten sehr sorgsam eingesetzt werden. Sollten dennoch Reizungen an den Schleimhäuten auftreten, lassen sich diese sehr gut mit Sonnenblumenöl lösen und ausspülen. Auf der Haut lassen sie sich ebenfalls mit pflanzlichem Öl oder Milch lösen.

Massieren Sie ihr Kind nur, wenn Sie selber Lust und Spaß an dieser Form der Kommunikation haben. Sorgen Sie für genügend Zeit, vermeiden Sie Störungen von außen.

Ablauf der tibetischen Kindermassage nach Stephan Heinz

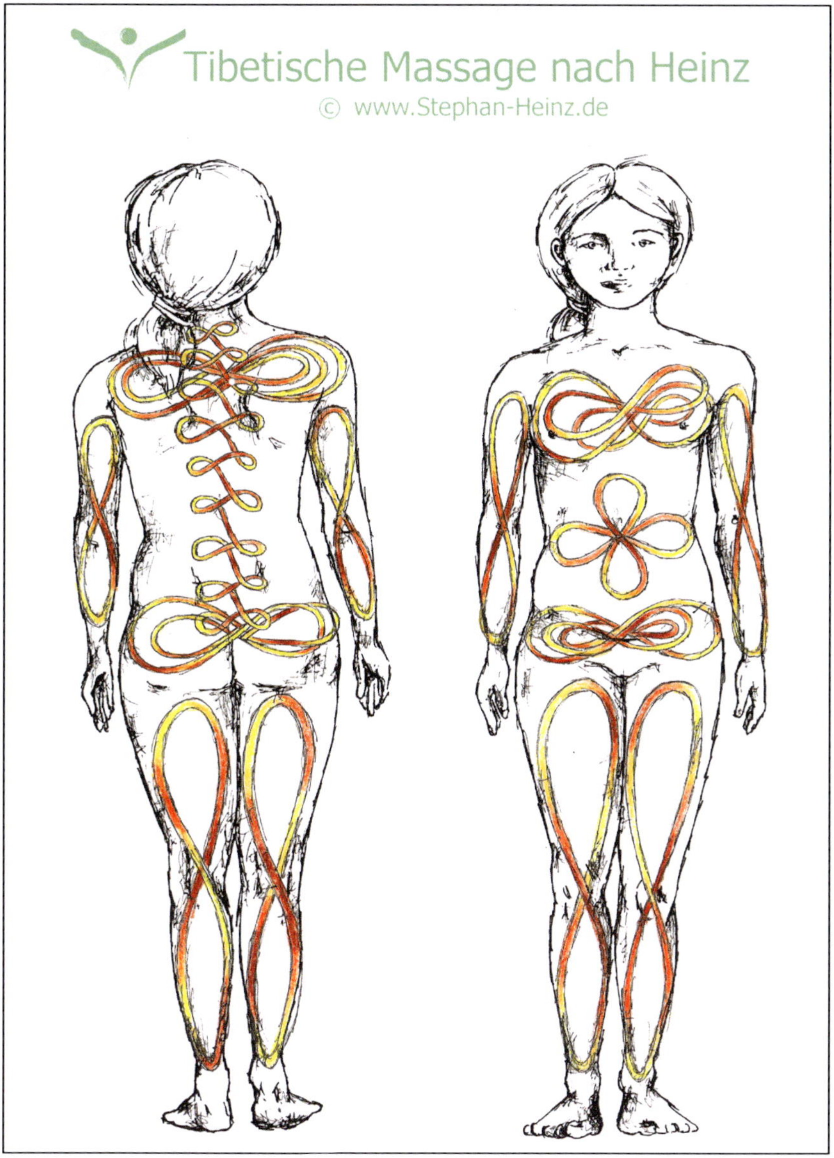

- Das Kind liegt auf dem Bauch und hat die Arme neben dem Körper abgelegt.
- Legen Sie eine Hand zwischen die Schulterblätter, die andere Hand auf das Steißbein des Kindes.
- Beginnen Sie, das Kind leicht rhythmisch in Schwingung zu versetzen. Bleiben Sie bei dieser Übung, bis das Kind ohne zu stocken vollkommen rhythmisch schwingt.
- Nehmen Sie nun gegebenenfalls etwas Massageöl und zeichnen Sie eine liegende Acht zwischen die Schulterblätter.
- Massieren Sie dann mit Ihrer Massagehand eine liegende Acht über die Wirbelsäule. Geben Sie dabei keinen Impuls auf die Wirbelsäule, sondern nur links und rechts neben den Wirbeln.
- Wenn Sie im Lendenbereich angekommen sind, ziehen Sie eine liegende Acht über das Gesäß des Kindes.
- Versetzen Sie nun das Kind wieder rhythmisch in Schwingung, indem Sie eine Hand zwischen die Schulterblätter und die andere Hand auf das Steißbein legen.
- Massieren Sie danach eine stehende Acht auf die Beine. Die Kniekehlen stellen bei diesem Schritt den Kreuzungspunkt der Acht dar.
- Massieren Sie ebenfalls eine stehende Acht auf die Arme des Kindes, der Ellenbogen stellt den Kreuzungspunkt dieser Acht dar.
- Anschließend dreht das Kind sich um.
- Sie beginnen auf der Vorderseite der Beine mit einer stehenden Acht.
- Fassen Sie das Kind links und rechts an der Hüfte und versetzen Sie es über die Hüften in Schwingung.
- Massieren Sie dann eine liegende Acht über die Hüften.
- Im Anschluss daran streichen Sie eine liegende Acht auf den Bauch, die Sie dann in ein Kleeblatt wandeln.
- Massieren Sie eine liegende Acht über die Brust.
- Ziehen Sie eine stehende Acht über die Arminnen- und außenseiten.
- Zum Abschluss werden die Hände nach folgender Grafik massiert.

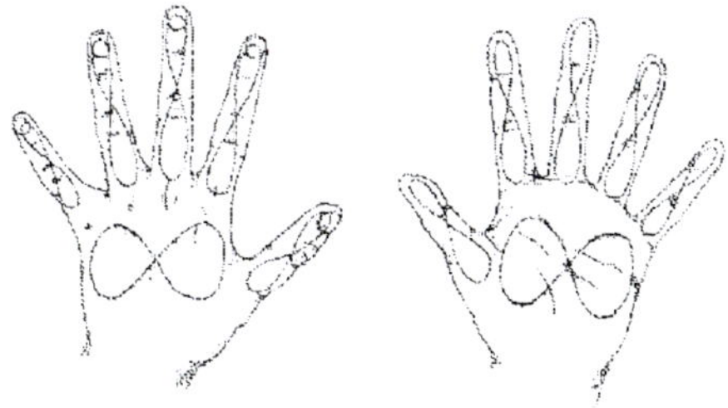

Sie müssen natürlich nicht immer alle Behandlungssequenzen anwenden. Die Rückenmassage hat sich in meiner Praxis besonders bei unruhigen Kindern bewährt. Auch hier verwandele ich zum Abschluss die liegende Acht in ein Kleeblatt.

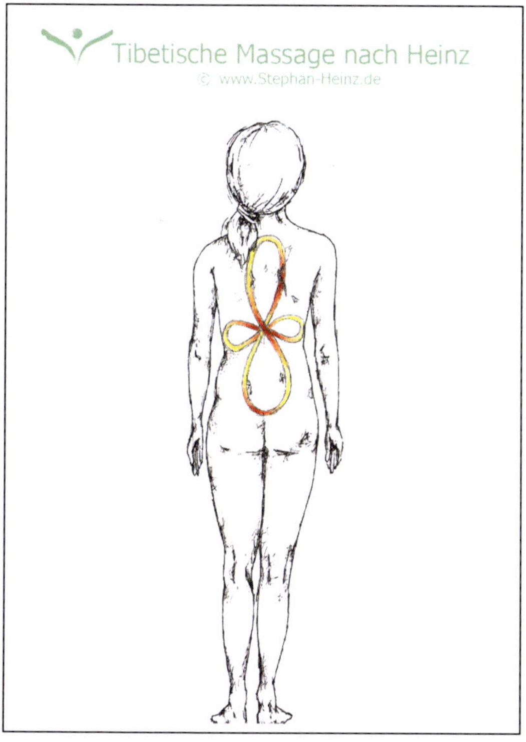

Babymassage für Kinder bis ca. 24 Monate

Diese Form der Babymassage ist an die klassische Babymassage nach Frederick Leboyer angelehnt.

- Das Kind liegt auf dem Rücken. Legen Sie beide Hände sanft auf die Stirn und streichen Sie von der Mitte ausgehend nach außen zu den Schläfen.
- Fahren Sie nun mit den flachen Händen über den Schädel.
- Anschließend halten Sie mit einer Hand die Stirn und mit der anderen den Hinterkopf (20 Sek.).
- Massieren Sie die Wangen mit kreisenden Bewegungen.
- Streichen Sie nun mit beiden Händen von der Mitte des Brustbeins nach außen.
- Mit streichenden Bewegungen massieren Sie zunächst die Schultern und wandern dann die Arme abwärts bis über die Handteller hinaus.
- Streichen Sie den Handrücken des Kindes Richtung Schulter aus, dadurch öffnen sich die Hände.
- Nun jeden einzelnen Finger unter leichtem Zug massieren.
- Mit kreisenden Bewegungen den Bauch im Uhrzeigersinn massieren. Anschließend den Kreis in eine liegende Acht verwandeln. Besonders wohltuend, wenn Kinder an Koliken leiden.
- Drehen Sie das Kind auf den Bauch, um seinen Rücken von oben nach unten massieren zu können.
- Massieren Sie dann mit kreisenden Bewegungen die Beinaußenseite von oben nach unten.
- Drehen Sie das Kind auf den Rücken und massieren Sie das gesamte Füßchen und den Fußrücken.
- Streichen Sie nun die Innenseite der Beine bis zur Hüfte hinauf.

- Drehen Sie nun das Baby auf den Bauch und streichen Sie den Rücken und die Beinrückseite von oben nach unten aus.
- Zum Abschluss massieren Sie mit sanftem Impuls liegende Achten über die Wirbelsäule.

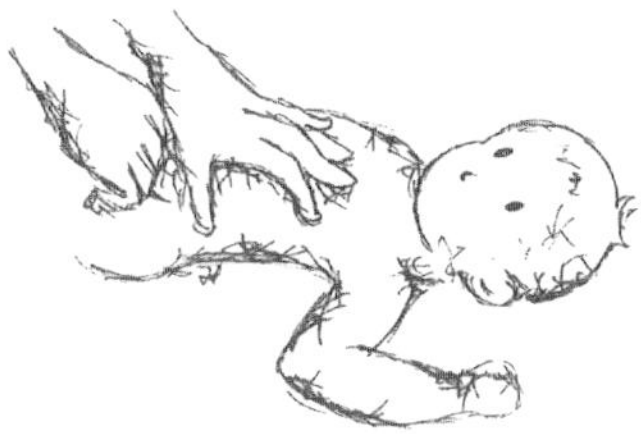
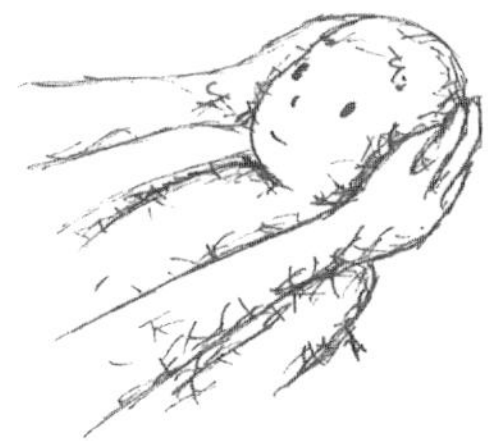
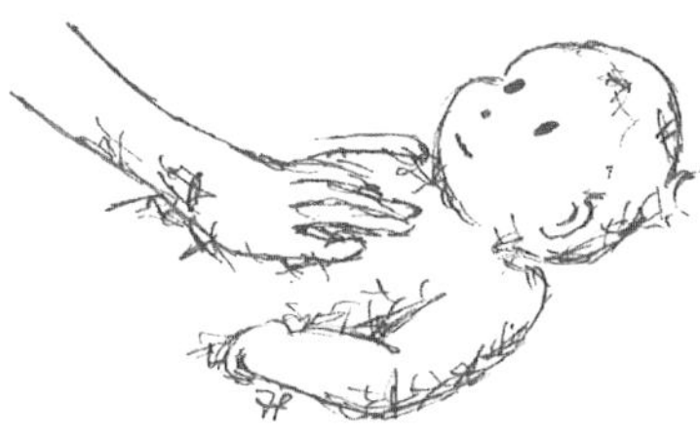
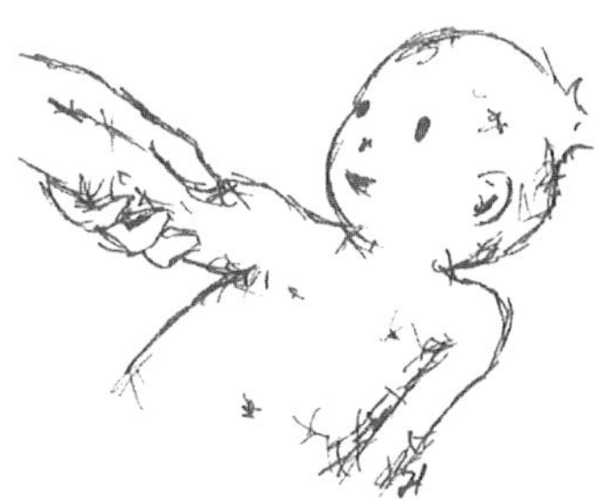

Der Fuß in der frühkindlichen Bewegungsentwicklung

Der Fuß besitzt in der kindlichen Entwicklung eine übergeordnete Stellung. Bis es auf eigenen Füßen steht, mit ca. zwölf Monaten, durchläuft das Kind Meilensteine der Entwicklung. Diese Schritte kann man auch als Basisvoraussetzungen für späteres Lernen ansehen.

In der energetischen Sichtweise der traditionellen chinesischen Medizin besitzt der Fuß wichtige Aufgaben. Wichtige Meridiane beginnen oder enden am Fuß, und auf der Fußsohle befindet sich der Akupunkturpunkt Niere 1.

Dieser Punkt wird auch als Entwicklungskatalysator bezeichnet. Er hat Einfluss auf das gesamte Energiesystem des Menschen.

Dieser Akupunkturpunkt erdet uns, hilft die Energie aus der Erde aufzunehmen und unterstützt uns, diese zu entfalten und zu nutzen.

Barfußlaufen schult die Messfühler der Füße. Je schneller die Fußsensoren Informationen über den Untergrund aufnehmen, umso angemessener und koordinierter können Bewegungen eingeleitet und ausgeführt werden. Ich empfehle jedem das spannende Experiment, bei einem Hexenschuss eine halbe Stunde barfuß im Wald oder auf einer Wiese spazieren zu gehen. Sie werden von der Wirkung überrascht sein. Barfußlaufen ist die ursprünglichste Form der Reflexzonentherapie.

Fußreflexzonentherapie

Fußrücken

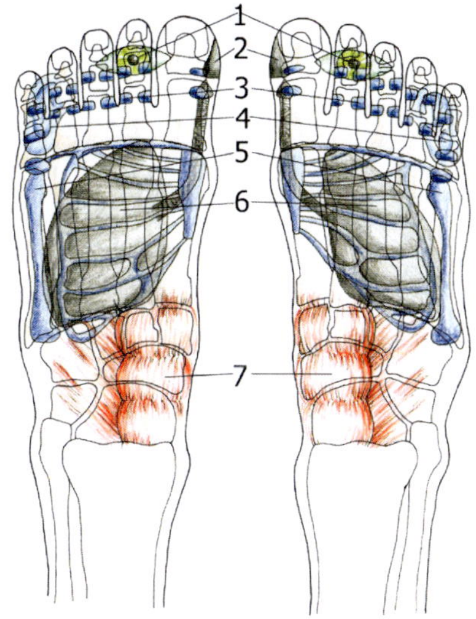

1 Auge
2 Nase
3 Zähne
4 Ohr
5 Oberarm
6 Lunge
7 Bauch

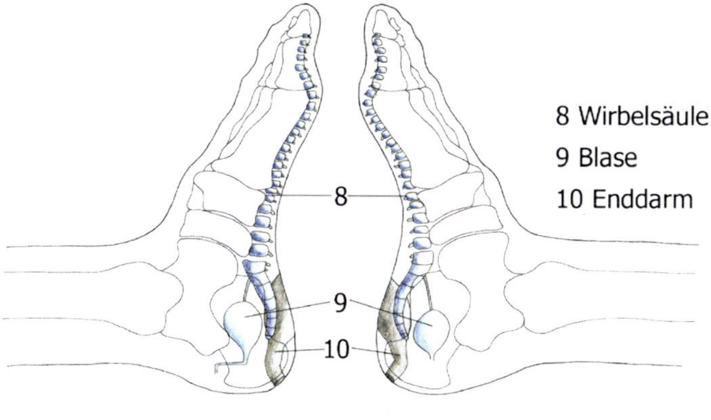

8 Wirbelsäule
9 Blase
10 Enddarm

Fußreflexzonentherapie

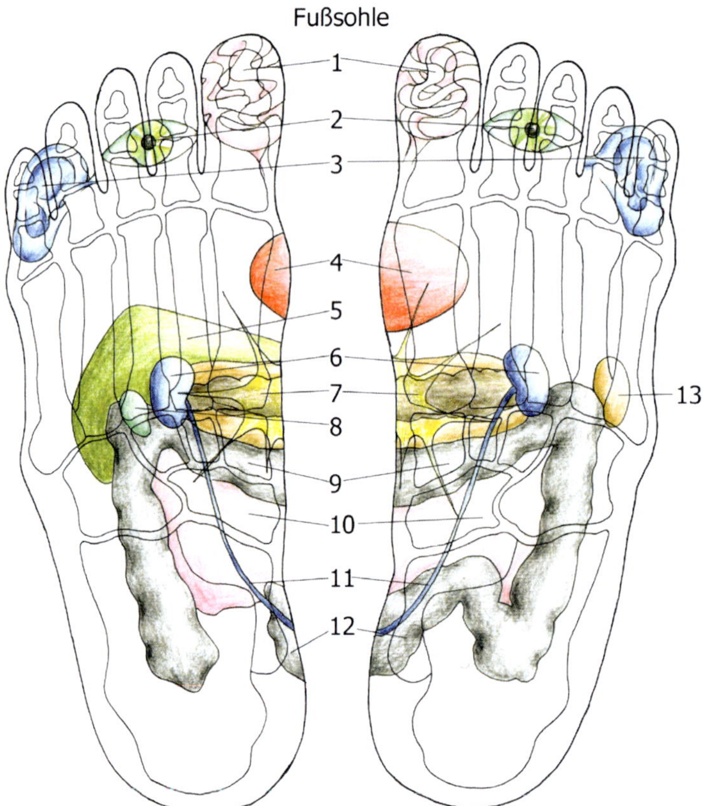

1 Gehirn
2 Augen
3 Ohren
4 Herz
5 Leber
6 Nieren
7 Solar Plexus
8 Gallenblase
9 Dickdarm
10 Dünndarm
11 Harnleiter
12 Enddarm
13 Milz

Fußreflexzonenmassage

Kinder genießen schon recht früh die Behandlung der Fußreflexzonen. Die Behandlungszeit wird ihren Bedürfnissen angepasst und liegt in der Regel zwischen einer und zehn Minuten. Wir arbeiten bei Säuglingen und Kleinkindern fast ausschließlich mit Balancetechniken.

Eine gezielte Fußreflexzonenmassage sollte immer in die Hand eines erfahrenen Therapeuten gehören. Sie können aber mit sanften kreisenden Bewegungen bestimmte Reflexzonen massieren und so den Energiefluss des Kindes unterstützen.

- Gerade in der Arbeit mit hyperaktiven Kindern hat sich diese Massageform besonders bewährt.
- Zur Stärkung der Konzentration massieren Sie alle Zehen mit kreisendem Impuls.
- Bei Koliken oder Bauchschmerzen behandeln Sie die Reflexzone von Magen und Darm.
- Ohrenschmerzen werden über die vierte und fünfte Zehe behandelt.
- Augenprobleme behandeln Sie über die zweite und dritte Zehe.
- Schmerzen bei zahnenden Kleinkindern behandeln Sie über die Zehen.
- Atemwegserkrankungen können Sie über sanfte Streichungen des Fußrückens lindern.
- Eindämmung des Bettnässens erreichen Sie über eine gezielte Massage des Bereiches unter dem Innenknöchel.

Ausgleichende Griffe aus der Fußmassage

Balance der oberen Lymphwege mit Hilfe des Zehenkamms

Der Bereich der seitlichen Lymphstränge ist äußerst störanfällig. Bei chronischen Entzündungen kann es sein, dass er nicht mehr an der normalen Körperregulation teilnimmt. Der Zehenkamm öffnet diesen Bereich und ermöglicht so den Energiefluss. Neben der positiven Beeinflussung des Lymphbereiches wirkt dieser Griff sehr entspannend auf den Schulter- und Nackenbereich.

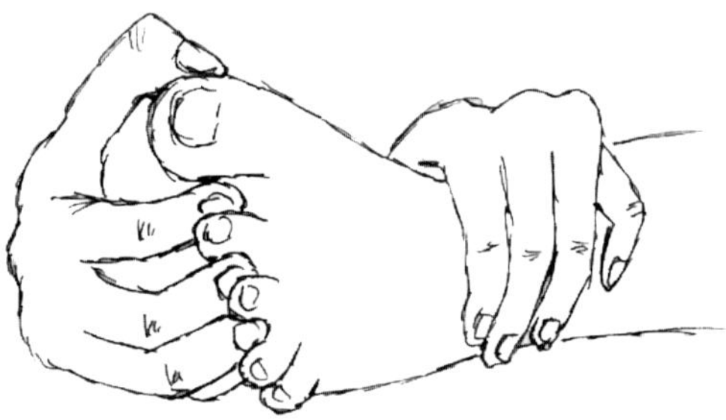

Stützen Sie mit dem Daumen einer Hand kräftig das Quergewölbe des zu behandelnden Fußes.

„Fädeln" Sie nun die vier Finger Ihrer anderen Hand in den Zwischenzehenbereich ein und lassen Sie sie langsam bis zu den Schwimmhäutchen gleiten.

Setzen Sie dort einen tiefen Impuls ins Gewebe. Achten Sie darauf, dass Sie langsam und bewusst mit dem Gewebe arbeiten. Tiefer Druck kann zum Reißen der empfindlichen Häutchen führen. Bei hoher Spannung in diesem Bereich setzen Sie Ihre Finger einzeln ein.

Verbleiben Sie einige Zeit in dieser Position und kommunizieren Sie mit dem Kind über seine Empfindungen.

Solarplexusbalance

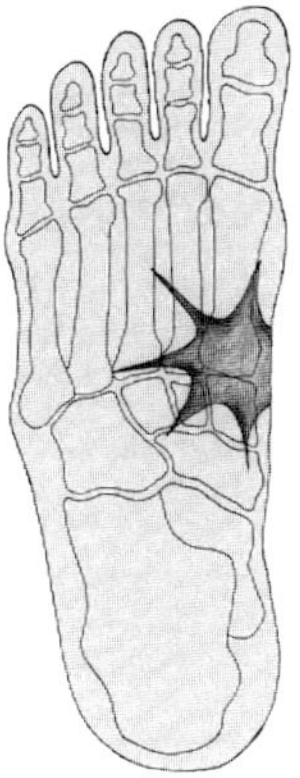

Der Solarplexus hat eine starke Verbindung zum vegetativen Nervensystem.

Alles, was mit Verdauung zu tun hat – auch im übertragenen Sinne –, wird dem Solarplexus zugeordnet.

Halten Sie diesen Punkt mit neutralem Kontakt (zwei Finger) und dehnen Sie ihn dabei sanft. Gerade bei hyperaktiven Kindern hat sich die Massage dieses Punktes bewährt.

Energiespirale

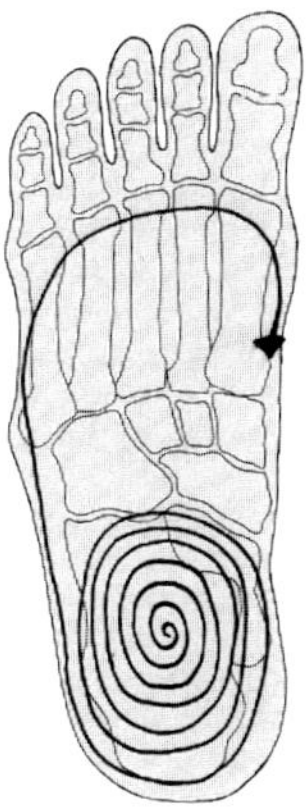

Massieren Sie, indem Sie mit dem Daumen die Energiespirale wie in nebenstehender Zeichnung nachfahren. Dieser Balancegriff hat sich bei Energielosigkeit bewährt. Bringt neuen Schwung und Motivation.

Sprudelnder Quell

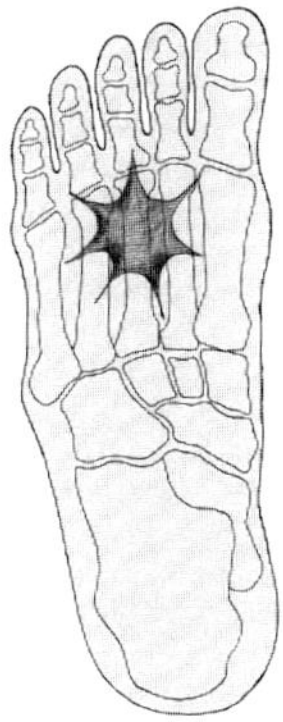

Die Behandlung der „sprudelnden Quelle" erfolgt über sanftes Halten des Punktes (ca. 20 Sek.).

Beckenentlastung

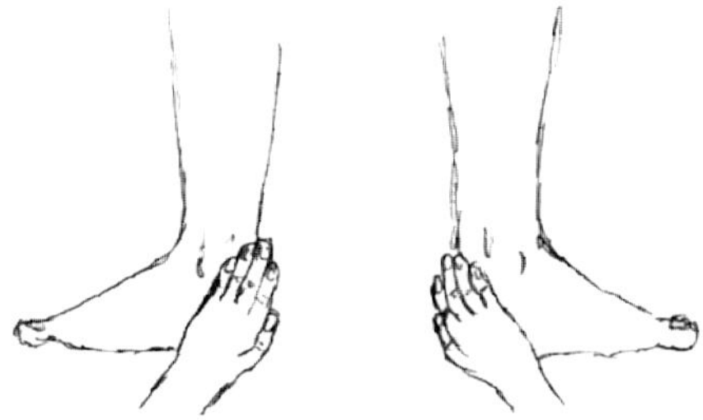

Reiben Sie Ihre Hände, bis diese angenehm warm sind. Legen Sie sie nun unterhalb des Innenknöchels auf und wärmen Sie diesen Bereich (3-mal wiederholen).

Dieser Griff hat sich bei Bettnässern, Schmerzen im Unterleib und Problemen im unteren Rücken bewährt.

Balance der Herzenergie und Verbindung der Polaritäten

Dieser Griff hat sich bei Hyperaktivität von Kindern, Nackenschmerzen und stressbedingten Anspannungszuständen bewährt. Er klärt stressbelastete Situationen und hilft dem Kind, Ruhe und Ausgeglichenheit zu finden.

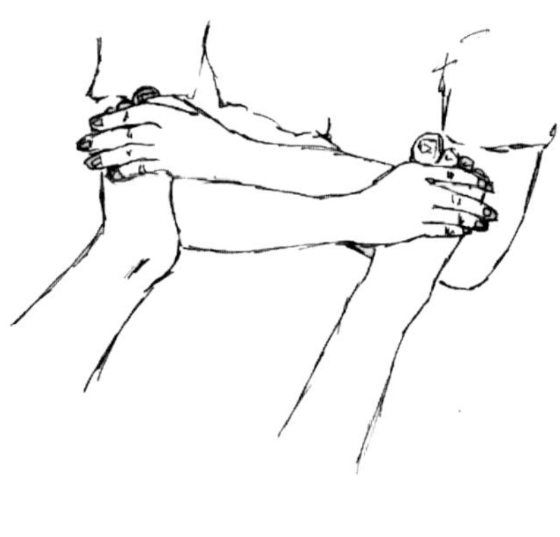

- Kreuzen Sie die Hände und legen Sie Ihren Handteller auf das Großzehengrundgelenk Ihres Kindes.
- Halten Sie diese Position, bis Sie merken, dass sich beide Seiten angleichen.
- Beginnen Sie nun sanft, aus Ihren Schultern heraus zu vibrieren, halten Sie Ihre Hände aber weiterhin auf dem Großzehengrundgelenk.
- Spielen Sie mit der Intensität der Vibrationen.
- Werden Sie langsamer und spüren Sie, ob das Kind noch etwas nachschwingt.
- Nehmen Sie wahr, wie sich beide Füße nun anfühlen.

Balance des Wurzelchakras

Die Chakren versorgen in der indischen Yoga-Philosophie den Körper mit Energie. Im Körper gibt es sieben Hauptchakren sowie diverse Nebenchakren. Sie stellen eine Verbindung zwischen dem physischen Körper (grobstofflich) und dem feinstofflichen Körper (Aura) dar.

In vielen Bildern sind die Chakren als Lotusblüten dargestellt. Sie werden als Energieräder eines bestimmten Kraftzentrums verstanden, das die Energie im Körper verteilt. Chakren reagieren auf Berührung, Farben und Töne. Interessant ist, dass sich dort, wo die Chakren lokalisiert sind, wichtige Hormondrüsen befinden. Ihre Funktion entspricht in der westlichen Physiologie den Hormondrüsen.

Das Wurzelchakra wird besonders durch Stress, Alkohol und Angst geschwächt. Es hat eine Verbindung zu den Nebennieren, die das körpereigene Cortison herstellen. Dadurch besitzt es Einfluss auf Allergien und stressbedingte Anspannungszustände. Ein balanciertes Wurzelchakra

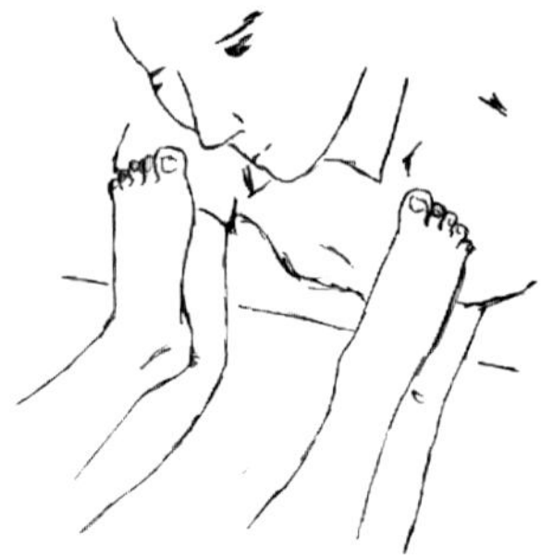

stärkt unser Selbstbewusstsein und baut Stress ab. Dem Wurzelchakra ist die Farbe Rot zugeordnet.

- Legen Sie beide Füße des Kindes sanft auf Ihre Unterarme.
- Ihre Hände umfassen die Waden des Kindes.
- Um den Entspannungsprozess zu erleichtern, stützen Sie mit Ihren Oberarmen den Fuß des Kindes.
- Halten Sie diese Position einige Zeit, bis Sie bemerken, dass das Kind seine Waden in Ihren Händen ablegen kann. Leiten Sie nun mit Ihren Oberarmen Vibrationen ein. Das Kind sollte dabei auf keinen Fall das Gefühl haben, durchgeschüttelt zu werden.
- Erspüren Sie, wann Ihr Kind so sehr losgelassen hat, wie es ihm in seiner momentanen Befindlichkeit möglich ist. Bitten Sie ihn, die Beine locker zu lassen, wenn Sie Ihre Hände dann langsam herausnehmen.
- Beenden Sie diese Balance, indem Sie beim Einatmen des Klienten die Fersen dehnen.

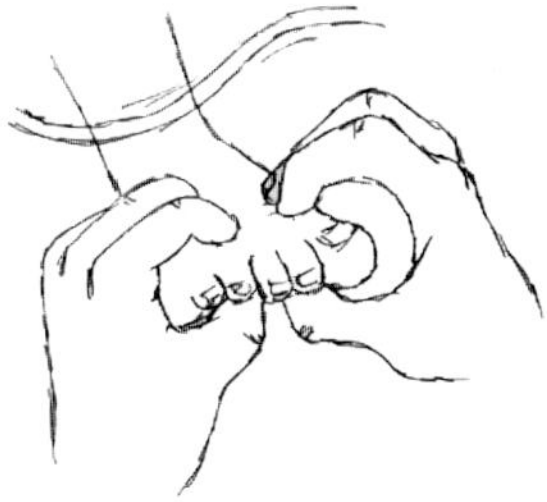

Die Welle

Durch das Atemsystem treten wir in Kontakt mit unserer Umwelt und verbinden unser Inneres mit dem Äußeren. Dieser Griff hat sich bei allen Atemwegserkrankungen bewährt.

Verschieben Sie die einzelnen Mittelfußknochen gegeneinander in einer Wellenbewegung.

Balance der Polaritäten der Wirbelsäule

Hier stelle ich einen herrlich entspannenden Griff vor, der sich hervorragend für akute Wirbelsäulenprobleme eignet.

Eine Volksweisheit besagt, dass der Rücken ein Abbild unserer Gesamtpersönlichkeit ist. Gerade dort manifestieren sich nicht ausgedrückte Gefühle. Deshalb achte ich bei Wirbelsäulenbehandlungen immer darauf, sehr achtsam zu arbeiten.

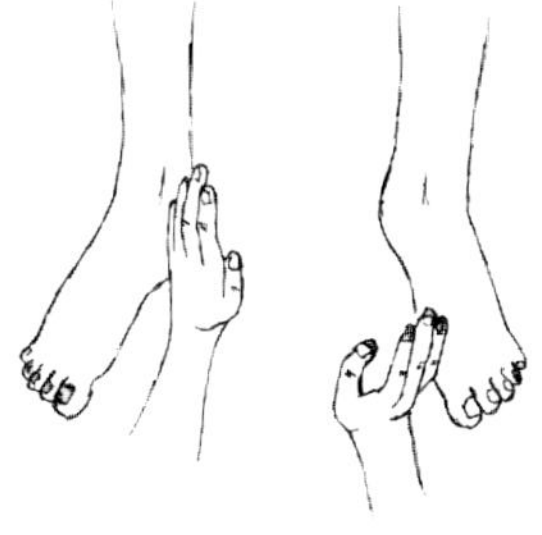

- Setzen Sie Ihre Handflächen an die Reflexzone der Wirbelsäule.
- Beginnen Sie, alternierend von der Lendenwirbelsäule bis zur Zone der Halswirbel streichen.
- In der Praxis arbeite ich überwiegend gleichzeitig an beiden Füßen.

Die Mehlschaufel

Dieser Griff entwirrt das Sprunggelenk und die Leistenreflexzone. Wir wissen, dass gerade Gelenke für den Energiefluss eine Herausforderung darstellen, da es hier oft zu Blockierungen und Stauchungen kommt.

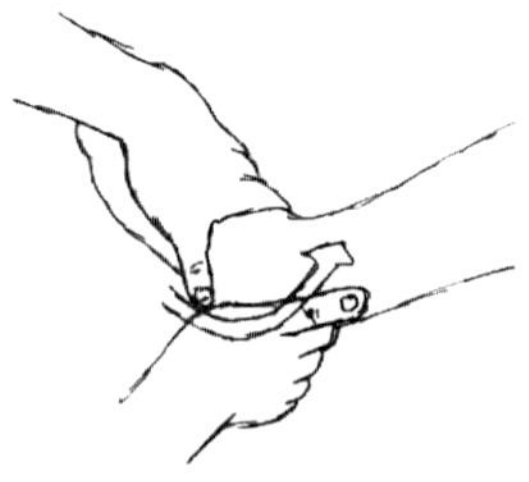

Umfassen Sie die Ferse und den Fußrücken nahe am Sprunggelenk. Beginnen Sie nun, mit einer sanften Schaufelbewegung eine Kompression ins Sprunggelenk zu geben.

Entspannende Griffe aus der Fußmassage

1. Legen Sie eine Handfläche auf das Schienbein und die andere Hand unter die Wade. Ziehen Sie nun beide Hände mit sattem Impuls gleichzeitig zu sich. Streichen Sie bis über die Zehen hinaus. Diesen Griff nenne ich Sandwichstreichung. Wiederholen Sie dies einige Male. ⇨ ***Das entspricht einer Ganzkörperausstreichung.***	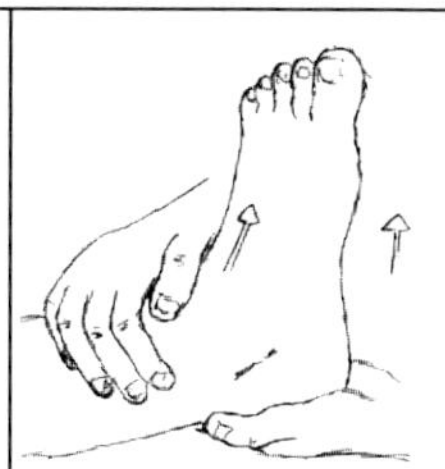
2. Setzen Sie eine Hand an den Innenknöchel, die andere Hand an den Außenknöchel. Ziehen Sie nun beide Hände über den Innen- und Außenrist zu sich. ⇨ ***Mit diesem Griff mobilisieren Sie die Wirbelsäule.***	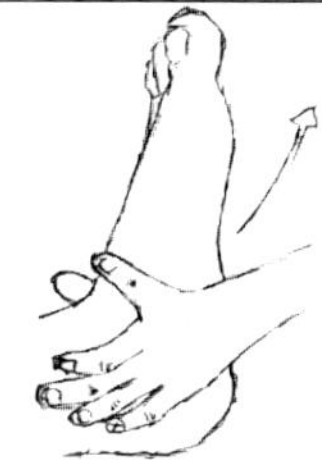
3. Legen Sie Ihre Mittelfinger an Innen- und Außenknöchel und kreisen Sie mehrmals sanft um die Knöchel. Ihre Haltehand stabilisiert im Quergewölbe und gibt beim Kreisen einen Impuls zum Körper hin, um die Achillessehne zu dehnen. ⇨ ***Mit diesem Griff mobilisieren Sie die Lendenwirbelsäule und die Hüfte.***	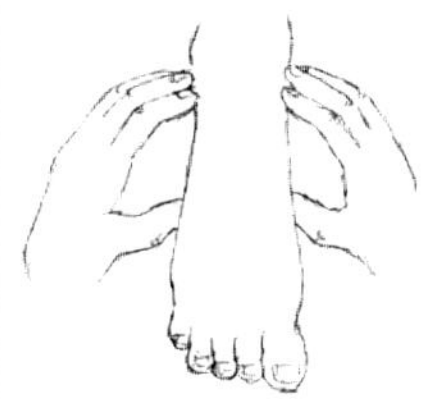
4. Umgreifen Sie mit beiden Händen den Fuß oberhalb des Sprunggelenks. Beginnen Sie nun sanft die Hände gegenläufig zu verschieben. Stellen Sie sich vor, Sie wringen ein Handtuch aus. ⇨ ***Dieser Griff löst Anspannung auf.***	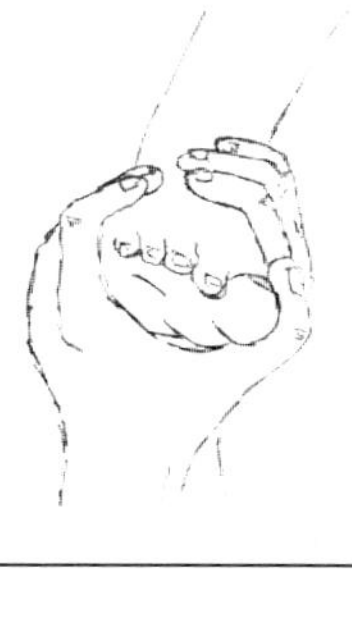

5. Setzen Sie beide Daumen auf die Ferse eines Fußes. Beginnen Sie nun mit sattem Druckimpuls, alternierend Bahnen Richtung Zehen zu ziehen. ⇨ ***Dieser Griff löst in erster Linie Verspannungen der Fußmuskulatur, er hat sich bei Kindern bewährt, die immer wieder auf den Zehenspitzen laufen.***	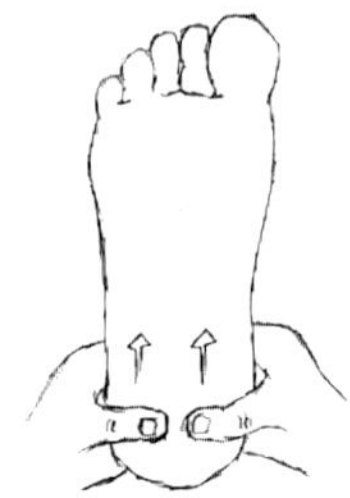
6. Setzen Sie beide Daumenballen unterhalb des Innen- und Außenknöchels. Halten Sie mit klarem Kontakt, aber drücken Sie nicht. Bewegen Sie nun in dieser Stellung die Hand langsam vor- und rückwärts. So lockern Sie das Sprunggelenk und entspannen den ganzen Fuß. ⇨ ***Dies mobilisiert die Hüftgelenke und lockert den unteren Rücken.***	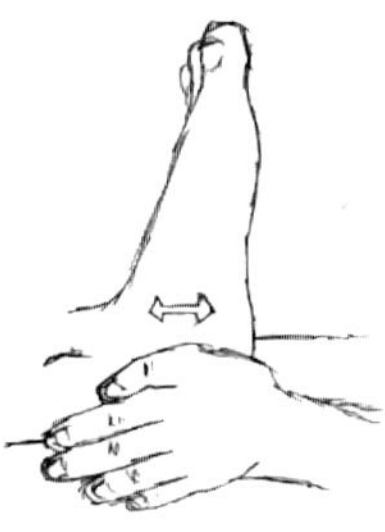
7. Positionieren Sie beide Hände innen und außen an die Mittelfußknochen und beginnen Sie die Hände wieder alternierend nach vorne und hinten zu bewegen, sodass sich der ganze Mittelfuß entspannt. ⇨ ***Dieser Griff löst Verspannungen im Brustkorbbereich und ist besonders bei Lungenproblemen angezeigt.***	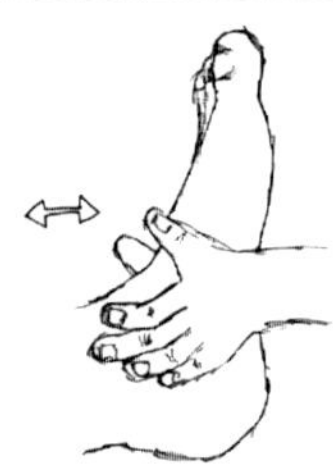
8. Ballen Sie Ihre Hand zur Faust und setzen Sie diese auf die Fußsohle. Streichen Sie mit sattem Zug vom oberen Quergewölbe nach unten Richtung Ferse. ⇨ ***Dies entspricht einer tiefen Ausstreichung der Wirbelsäule.***	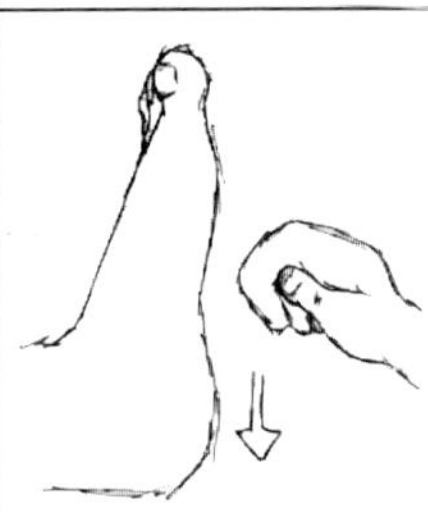

9. Umfassen Sie die Ferse, die andere Hand liegt auf dem Fußrücken in Nähe des Sprunggelenks. Beginnen Sie nun den Fuß sanft zu kreisen und verwandeln Sie die Kreise langsam in liegende Achten. Dehnen Sie dabei die Achillessehne. Lassen Sie den Fuß auch im Muster einer stehenden Acht kreisen. ⇨ ***Dies balanciert das Becken und ist hilfreich bei akuten Beschwerden im unteren Rücken.***	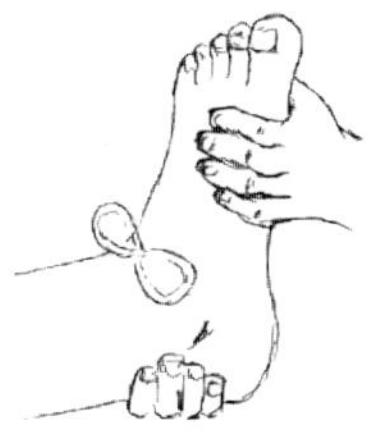
10. Legen Sie zum Abschluss beide Handflächen satt auf die Fußsohle und halten Sie diese Position. ⇨ ***Dieser Griff soll Halt und ein Gefühl von Geborgenheit vermitteln. Außerdem aktiviert er das Fußchakra (Erdung und Stabilität).***	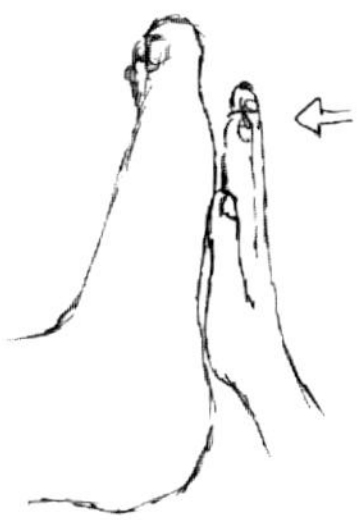

Fußreflexzonenbehandlungen für die Hausapotheke

Frühgeborene

Bei Frühgeborenen empfehle ich vor allem die subtilen Energieströme der tibetischen Achten zu massieren.

Vor einiger Zeit hörte ich im Radio eine Sendung über eine Frühgeborenenstation. Die Ärzte und Schwestern leisten dort hervorragende Arbeit. Sie berichteten, dass man an den Überwachungsapparaten sehen kann, wie Herzschlag und Puls ansteigen, wenn die Frühgeborenen Schritte oder Geräusche hören. Sie assoziieren mit menschlichen Geräuschen Gefahr. Diese frühen Erfahrungen brennen sich tief im Hirnstamm und in der Amygdala (emotionales Speicherzentrum im Mittelhirn) ein.

Bei der Behandlung dieser Kinder sollten Sie vor allem stehende und liegende Achten im Bereich der Lunge massieren. Auf emotionaler Ebene steht die Lunge für die Themen Nähe und Distanz. Aufgrund der Anpassungsprobleme zu Beginn ihres Lebens müssen Frühgeborene intensivmedizinisch betreut werden, wobei die emotionale und physische Grenze des Säuglings immer wieder überschritten wird.

Weitere wichtige Bereiche für die tibetische Acht sind Leber- und Darmregion, um den Stoffwechsel anzuregen. Intensive Impulse sollten auch in den Reflexzonen des Beckens, der Wirbelsäule und den Zehen gesetzt werden. Ich empfehle bei der Arbeit mit Frühgeborenen immer die Zusammenarbeit mit Osteopathen oder Kinesiologen.

Zahnen bei Kleinkindern

Massieren Sie unspezifisch das Gebiet der Zehen und massieren Sie stehende Achten an Zehen und Fingern.

Obstipationen

Oftmals leiden Kinder an Verstopfung, weil sie zu wenig trinken. Sorgen Sie also bei Ihrem kleinen Patienten zunächst für ausreichende Flüssigkeitszufuhr. Auch sollte überprüft werden, ob die Mutter häufig Weizenmehlprodukte, Milch oder Zucker verzehrt. Arbeiten Sie zunächst Herz und Dünndarm sanft durch, bevor Sie das Metallelement (Lunge und Dickdarm) bearbeiten. Besonders bewährt haben sich auch Balancegriffe für das Wurzelchakra und der Sonnengruß.

Koliken

Leber, Gallenblase und der gesamte Verdauungstrakt sind beim Säugling noch nicht ausgereift. Deshalb sollte die Mutter das Kind unbedingt stillen, statt ihm Fertignahrung zu verabreichen, und denaturierte Nahrungsmittel möglichst vermeiden. Oftmals stehen Koliken in Zusammenhang mit Blockaden der Halswirbelsäule und bewirken dadurch eine starke Stimulierung des Sympathikus.

Beruhigen Sie das Kind mit entspannenden Griffen aus der Fußmassage. Da die Leber ihre volle Stoffwechselfunktion mit ca. vier Jahren aufnimmt, ist es wichtig, den Funktionskreis Leber und Gallenblase zu unterstützen. Massieren Sie nun die Magenzone und den Dünn- und Dickdarm. Anschließend massieren Sie tibetische Achten auf den Bauchbereich.

Atemwegsinfektionen

Zunächst noch einmal der Hinweis: Milch und Weizenprodukte sind schleimbildend. Bei Kindern, die zu Atemwegsinfektionen neigen, sollten sie vermieden werden. Balancieren Sie die Atemwege, indem Sie tibetische

Achten auf die Lungen- und Dickdarmzone massieren. Massieren Sie im Anschluss die Lungenreflexzone und die Dickdarmzonen.

Ohrentzündungen

Massieren Sie den vierten und fünften Zeh und streichen Sie liegende Achten über diese beiden Zehen.

Hauterkrankungen

Massieren Sie die Lungen- und Dickdarmreflexzone.

Wahrnehmungsstörungen/Hyperaktivität

Hyperaktive Kinder sind in Situationen, in denen viele Reize auf sie einströmen, chaotisch und unorganisiert. Beruhigen Sie das Kind mit den entspannenden Griffen aus der Fußmassage oder den tibetischen Achten.

Schlafstörungen

Halten Sie Solarplexus und Niere 1 mit neutralem Kontakt. Ich habe im Laufe der Jahre festgestellt, dass diese Punktekombination ungeheure Wirkung entfalten kann. Ich halte sie bis zu 10 Minuten. Außerdem haben sich tibetische Achten bewährt.

Tibetische Acht nach S. Heinz

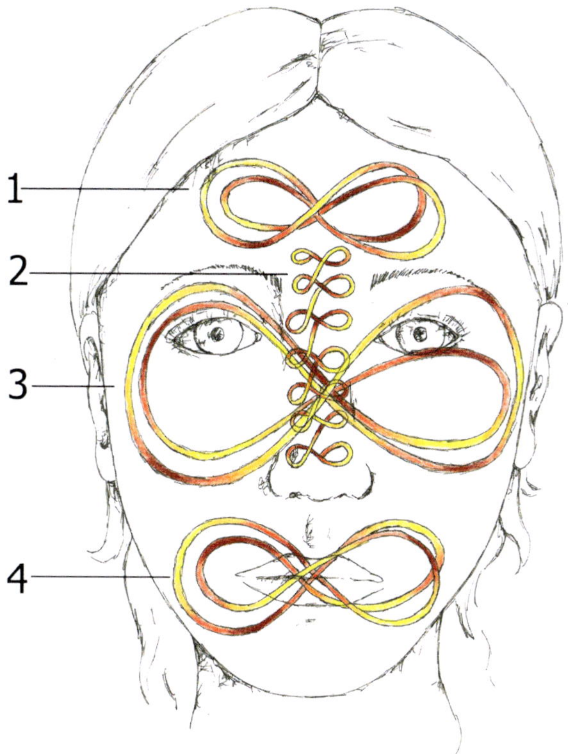

1. Balance des Sinnes- und Nervensystems
2. Balance der Wirbelsäule
3. Balance des Atemsystems
4. Balance der Verdauungs- und Beckenorgane

Ablauf der tibetischen Massage im Gesicht nach Stephan Heinz

1. Reiben Sie Ihre Hände so lange aneinander, bis sie warm sind. Legen Sie nun eine Hand auf die Stirn und die andere auf den Hinterkopf des Kindes. Fordern Sie es auf, einige tiefe Atemzüge zu nehmen. Beim Einatmen soll die Zunge am Gaumen liegen, beim Ausatmen locker nach unten fallen. Diese effektive Übung aus der Kinesiologie dient dem emotionalen Stressabbau. Sie werden beobachten können, dass sich Ihr Kind dabei sehr schnell beruhigt und seine Atmung tiefer und gleichmäßiger wird.
2. Massieren Sie nun eine liegende Acht über den gesamten Stirnbereich. Dies entspannt das Nervensystem und balanciert die Sinne. Diese Übung hat sich vor allem bei Kindern bewährt, die sich um alles Sorgen machen. Der Kopf wird frei und die Konzentration auf das Wesentliche wieder möglich. Hilfreich vor Klassenarbeiten oder vor den Hausaufgaben.
3. Massieren Sie nun eine liegende Acht von der Nasenwurzel ausgehend bis zur Nasenspitze. Darüber entspannen Sie die Wirbelsäule.
4. Durch eine liegende Acht im Augen- und Wangenbereich entspannen Sie das Atemsystem und die Bronchien und den gesamten Brustkorb. Dieses Vorgehen hat sich in meiner Praxis als effektiver Griff sowohl bei Asthmatikern als auch bei Nebenhöhlenbelastungen bewährt. Gleichzeitig hilft diese Übung Kindern, die ihre Augen nicht gut koordinieren können oder diese durch lange Computerspiele überstrapaziert haben.
5. Die liegende Acht über den Kiefer- und Kinnbereich balanciert den Beckenbereich. Diese Übung hat sich ebenfalls bewährt, wenn Kinder sehr aggressiv sind oder Schwierigkeiten im Umgang mit den eigenen Gefühlen haben.

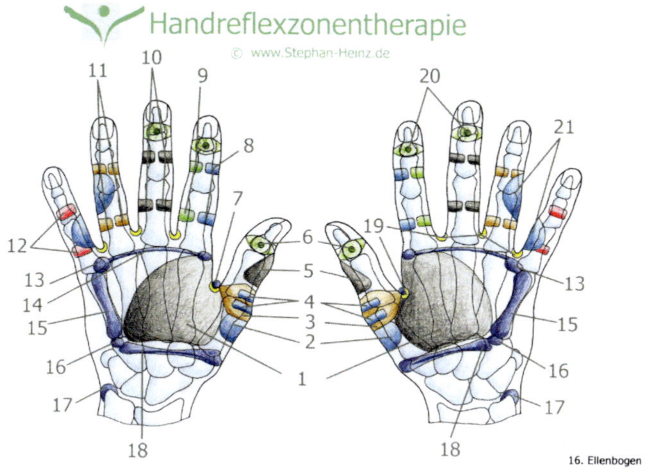

Dorsal

1. Lunge
2. Schilddrüse
3. Mund
4. 1er Zahn
5. Nase
6. Auge
7. Kiefergelenk
8. 2er Zahn
9. 3er Zahn
10. 4er und 5er Zahn
11. 6er und 7er Zahn
12. 8er Zahn
13. Acromioclaviculargelenk
14. Schlüsselbein
15. Oberarm
16. Ellenbogen
17. Hüfte
18. Unterarm
19. Halslymphgebiet
20. Augen
21. Ohren

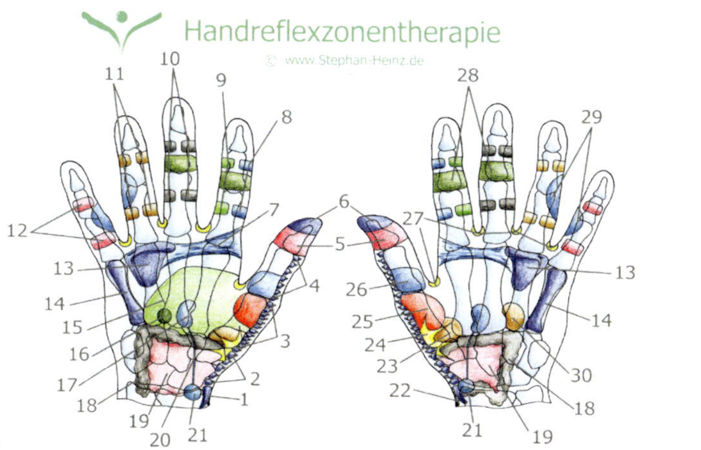

Palmar

1. Steißbein
2. Lendenwirbelsäule
3. Brustwirbelsäule
4. Halswirbelsäule
5. Gehirn
6. Schädeldach
7. M. Trapezius
8. 2er Zahn
9. 3er Zahn
10. 4er und 5er Zahn
11. 6er und 7er Zahn
12. 8er Zahn
13. Schulterblatt
14. Oberarm
15. Leber
16. Galle
17. Niere
18. Dickdarm
19. Dünndarm
20. Harnröhre
21. Blase
22. Enddarm
23. Magen
24. Solarplexus
25. Herz
26. Schilddrüse
27. Halslymphe
28. Sehzentrum
29. Hörzentrum
30. Milz

Handreflexzonentherapie

Während die Füße eher den körperlichen Strukturen und Funktionen zugeordnet werden, entsprechen die Hände dem geistigen Prinzip.

Da die Hände äußeren Witterungseinflüssen und Druckreizen stärker ausgesetzt sind als die Füße, sind sie weniger druckempfindlich.

Um die Konzentration zu fördern, massieren Sie die Finger intensiv komplett durch. Bei Kindern mit Atemproblemen massieren Sie den Bereich zwischen den Mittelhandknochen auf dem Handrücken. Bei Verdauungsproblemen massieren Sie den gesamten Handteller. Die Wirbelsäule erreichen Sie über den Bereich an der Daumeninnenkante.

Ähnlich wie am Fuß befinden sich auch an der Hand viele Akupressurpunkte, die eine verblüffende Wirkung auf körperliche wie psychische Symptome haben können.

Im Folgenden seien hier nur einige erwähnt.

Akupressurpunkt	Körperliche Wirkung	Psychoemotionale Bedeutung
Lunge 9: 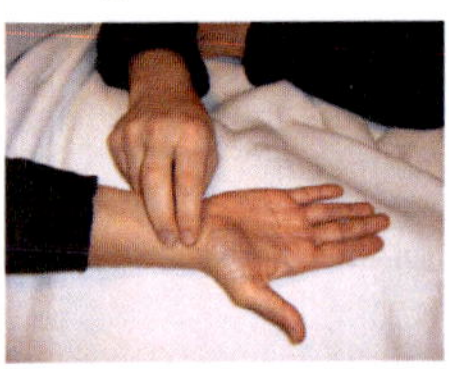	**Wirkung:** Hauptpunkt zur Stärkung des Atemsystems.	**Einsatz:** mangelndes Selbstbewusstsein, Unruhe, Nervosität, Gefühlschaos, Denksperre, Tobsucht.
Dickdarm 4: 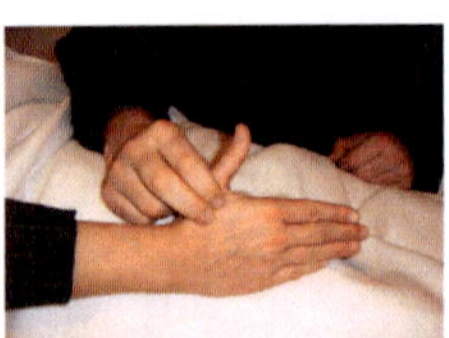	**Wirkung:** Hauptpunkt zur Schmerzlinderung.	**Einsatz:** lindert Angst, beruhigt, bringt Ruhe und Klarheit.

Akupressurpunkt	Körperliche Wirkung	Psychoemotionale Bedeutung
Kreislaufsexus 6: 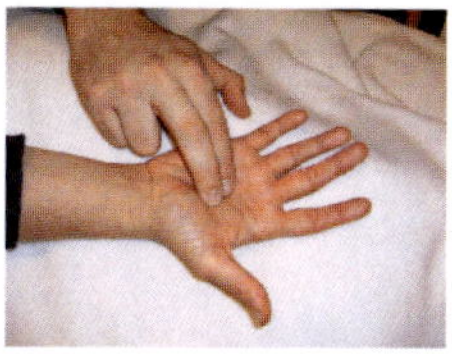	**Wirkung:** Hauptpunkt bei Übelkeit und Fieber.	**Einsatz:** Stärkung des Selbstwertgefühls und Steigerung der Handlungskompetenz.
Dreifacherwärmer 3: 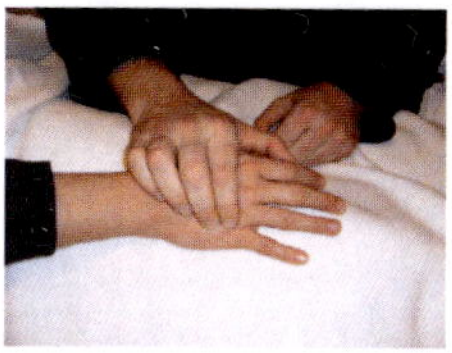	**Wirkung:** Hauptpunkt bei allen Beschwerden, die den Kopf betreffen.	**Einsatz:** wirkt klärend, wenn man an alten Verhaltensmustern festhält, obwohl diese der jetzigen Situation nicht mehr angemessen sind.
Herz 9: 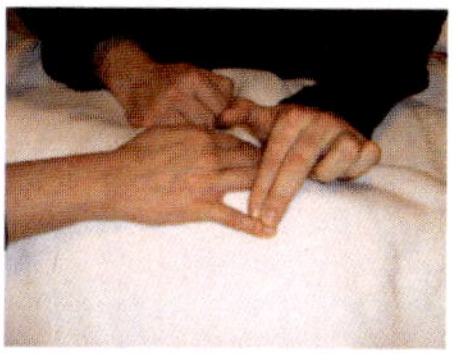	**Wirkung:** Erste-Hilfe-Punkt bei Schock und Kollaps.	**Einsatz:** Angst, Traurigkeit und Unruhe.
Dünndarm 1: 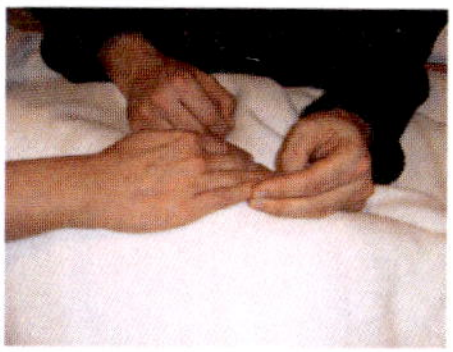	**Wirkung:** Hauptpunkt zur Regulierung von Spannungen im Kopf- und Halsbereich.	

Ausgleichende Wirkung

Halten Sie diese Akupressurpunkte mit neutralem Kontakt (Zeige- und Mittelfinger) und dehnen Sie sanft das Gewebe (ca. 20 Sek.).

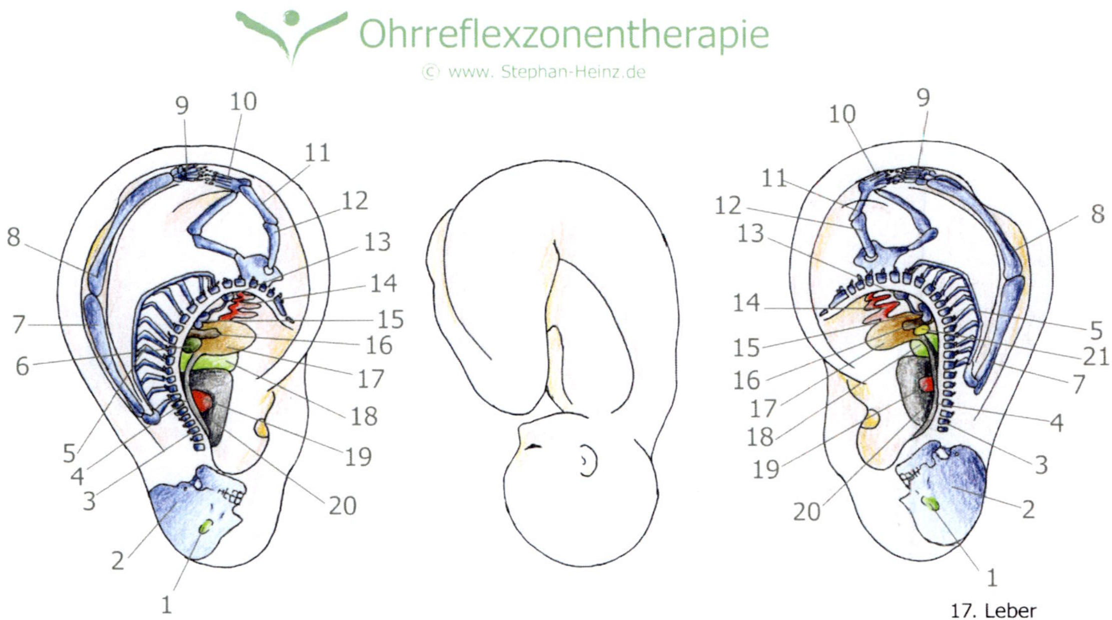

1. Auge
2. Schädel
3. Wirbelsäule
4. Rippen
5. Oberarm
6. Unterarm
7. Hand
8. Fuß
9. Unterschenkel
10. Oberschenkel
11. Blase
12. Niere
13. Darm
14. Magen
15. Pancreas
16. Galle
17. Leber
18. Speiseröhre
19. Lunge
20. Herz
21. Milz

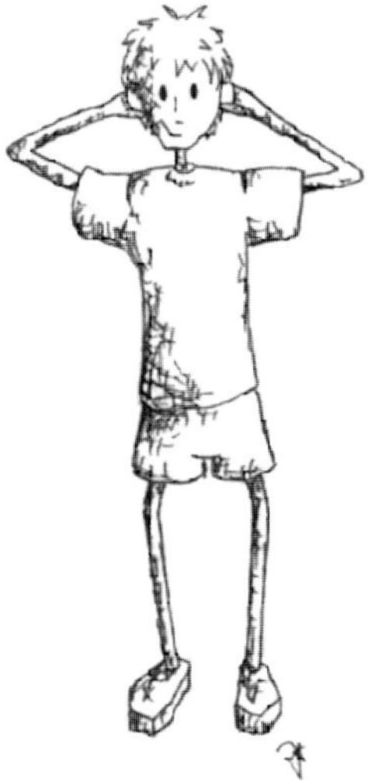

Ohrmassage

Ähnlich wie die Füße haben auch die Ohren Reflexzonen. Bereits durch eine zweiminütige Massage können wir den gesamten Organismus stimulieren und uns energetisch aufwecken.

Nehmen Sie dazu das Ohr des Kindes zwischen Ihren Daumen und Mittelfinger und beginnen Sie es dann von oben nach unten aufzudehnen. Massieren Sie dann in kreisenden Bewegungen den gesamten inneren Bereich durch. Im Anschluss daran falten Sie die Ohren noch einmal sanft auf. Wenn Ihr Kind viel Text von einer Tafel oder einem Buch abschreiben muss, ist die Ohrmassage ein guter Pausenfüller, um verspannte Nackenmuskeln sanft zu befreien.

In meiner Praxis verwende ich diese Übung gerne, wenn Aufgaben kommen, die die auditive Aufmerksamkeit des Kindes stark fordern. Hier gilt sie dann als Einschalter zum verbesserten Hören.

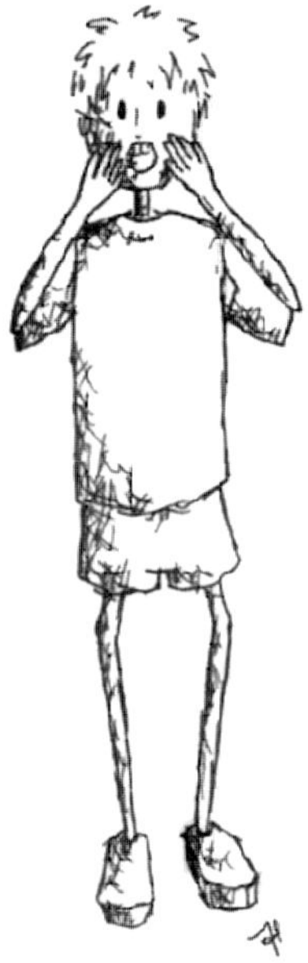

Kiefer lösen und entspannen

Der Kiefer ist eines der spannendsten Gelenke in unserem Körper. Durch kein anderes Gelenk ziehen so viele Nerven wie durch dieses. Er steht in enger Verbindung mit dem Verteidigungssystem unseres Körpers. Auf emotionale Belastung reagiert er mit starker Verspannung. Wissenschaftliche Studien haben mittlerweile belegt, dass Kaugummi kauen sich positiv auf Denkvorgänge auswirken kann. Eine intensivere Form ist es, zunächst die Kiefermuskeln mit sanften Kreisen der Finger zu massieren und dann kräftig zu gähnen. Durch das Gähnen gelangt mehr Sauerstoff in unser Gehirn und wir fühlen uns erfrischt und gelöst. Auch in angespannten, emotional aufgeladenen Situationen hat sich dieses Ritual bewährt.

Ich verwende diese Übung auch oft während Gruppensitzungen mit Kindern, wenn Streit ausbricht.

Trockenbürsten

Diese Massageform findet in der Kneipp-Therapie ihre Anwendung. Ihre größte Wirksamkeit entfaltet sie direkt morgens nach dem Aufwachen. Mit einer nicht zu harten Bürste wird ein mechanischer Reiz auf die Haut ausgeübt. Die gewünschte Reaktion der Haut ist eine leichte Rötung. Am besten führen Sie die Massage bei geöffnetem Fenster aus. Diese Massage stimuliert und desensibilisiert das Abwehrsystem der Haut.

Die Trockenbürstenmassage hat sich für folgende Situationen bewährt:

- Morgenmuffel
- Neigung zu Infektionen
- Kreislaufbeschwerden
- Muskulär schlaffe Kinder
- Kinder, die immer frieren
- Migräne

Sie sollten auf die Trockenbürstungen verzichten, wenn ihr Kind

- sehr nervös ist,
- unter Hautentzündungen leidet,
- Ekzeme oder Schuppenflechte hat,
- frische Verletzungen hat,
- Bänder und Muskelrisse hat,
- Blutergüsse hat.

Die Trockenbürstung regt die Durchblutung der Haut an und steigert dadurch die Leistungsfähigkeit und das Wohlbefinden. Weitere Vorteile des Trockenbürstens:

- Die Funktion des gesamten Organismus wird stimuliert.
- Abgestorbene Zellschichten der Haut werden entfernt.
- Die Poren werden gereinigt und können sich öffnen.

- Fördert Stoffwechsel- und Ausscheidungsfunktion.
- Der Blutkreislauf wird angeregt
- Reflexzonen des gesamten Organismus werden stimuliert.
- Das Gewebe und die Nervenbahnen erhalten neue Lebensimpulse.
- Das Immunsystem wird stimuliert.
- Die Muskelspannung reguliert sich.

Da die Trockenbürstenmassage sehr anregend wirkt, sollte sie nicht am Abend angewandt werden, da sie zu Einschlafstörungen führen kann.

So wird die Trockenbürstenmassage gemacht

- Sie beginnen mit kreisenden Bewegungen am rechten Fuß in Längsrichtung zum Rumpf hin, zuerst außen, dann innen.
- Am Oberschenkel und am Gesäß dürfen auch kreisende Bewegungen gemacht werden.
- Dann wechseln Sie zum linken Bein und arbeiten sich bis zum Gesäß hinauf.
- Anschließend bürsten Sie den rechten Handrücken über die Armaußenseite bis hoch zur Schulter und danach innen in gleicher Richtung.
- Wechseln Sie zum linken Arm und verfahren ebenso.
- Nun bearbeiten Sie Bauch und Brust mit kreisenden Bewegungen. Wenn Sie zum Herzen kommen, verstärken Sie den Druck etwas.
- Nun massieren Sie mit kreisenden Bewegungen den Nacken und die Schultern.
- Den Abschluss der Bürstenmassage bildet der Rücken. Arbeiten Sie sich mit kreisenden Bewegungen von der Wirbelsäule nach außen hin und bearbeiten Sie so den ganzen Rücken.

Einen optimalen Vitalisierungs- und Abhärtungseffekt erzielen Sie, wenn das Kind nach der Trockenbürstenmassage kalt duscht. Dies ist eine geradezu ideale Vorbeugungsmaßnahme gegen Erkältungen.

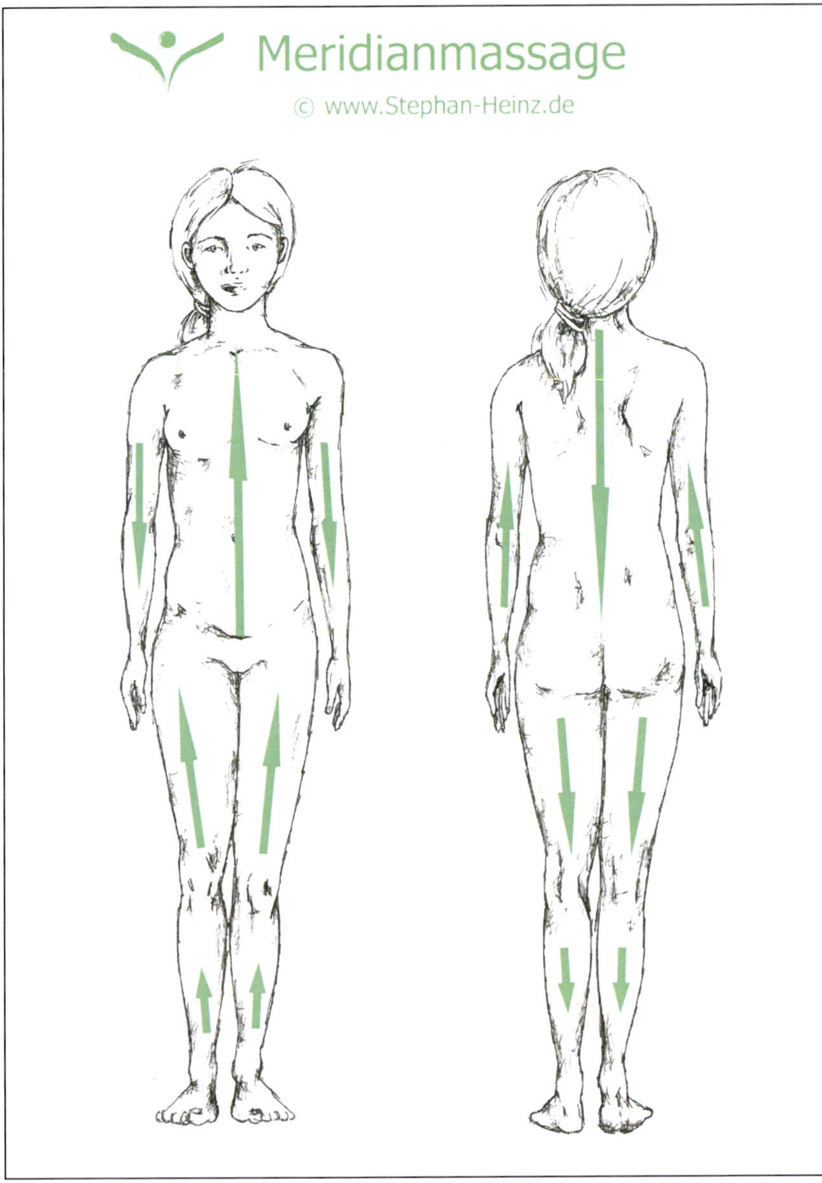
Meridianmassage
© www.Stephan-Heinz.de

Meridianmassage

Die Meridiane sind Energiebahnen und stellen das energetische System der Körperorganisation dar. Durch sie werden alle Teile des Körpers miteinander verknüpft. Das reibungslose Funktionieren der Meridiane gewährleistet psychische, emotionale und körperliche Gesundheit. Nach chinesischer Vorstellung fließt die Lebensenergie durch diese Bahnen und steuert die Funktion der Körperorgane. Die Energie eines jeden Meridians hat eine bestimmte Flussrichtung.

Durch das sanfte Ausstreichen der Meridiane erreichen wir eine Anregung des Energieflusses, lösen Blockaden auf, bauen Stress ab und aktivieren die Selbstheilungskräfte des Körpers. Ich schätze diese Massage auch als Vorbereitung vor Klassenarbeiten oder anderen Prüfungssituationen. Man kann sie mit Bekleidung ausführen oder ohne Bekleidung. Führt man sie mit Massageölen aus, erlangt man eine sehr gute Tiefenentspannung.

Die Meridianmassage wirkt unterstützend bei:

- der Auflösung von energetischen Blockaden, die sich oftmals als Verspannung, Blockierung oder Schmerz zeigen. Im emotionalen Bereich zeigen sich diese oftmals als Sturrheit oder Labilität.
- der Auflösung von Haltungsschäden und Bewegungseinschränkungen. Oftmals lassen sich Bewegungsübungen nach einer Meridianmassage besser ausführen, weil das Energiesystem aktiviert ist.
- Bei immer wiederkehrenden Blockaden der Wirbelsäule und anderen Gelenken kann die regelmäßig durchgeführte Massage Linderung verschaffen.
- Während akuter Krankheitsphasen wirkt die Meridianmassage kreislaufstabilisierend und aufbauend.
- Man kann diese Behandlung sehr gut bei Unruhezuständen und Einschlafproblemen durchführen, da sie sehr stark beruhigt.

- Fühlt sich das Kind erschöpft oder überfordert, hilft die Meridianmassage zu regenerieren und Kraft aufzutanken.

Massageablauf

- Das Kind liegt auf dem Rücken.
- Streichen Sie die Fußsohle Richtung Körper aus.
- Massieren Sie nun die Innenseite der Beine bis zu den Schlüsselbeinen hinauf.
- Von den Schlüsselbeinen ausgehend streichen Sie nun die Innenseite der Arme hinab bis über die Fingerspitzen hinaus.
- Massieren Sie nun die Handrückseite und Armaußenseite nach oben Richtung Schulter.
- Fordern Sie das Kind sich auf, sich auf den Bauch zu legen.
- Streichen Sie nun den gesamten Rückenbereich und die Rückseite der Beine aus.

Führen Sie die Meridianmassage am Abend vor Klassenarbeiten mit wertvollen ätherischen Massageölen durch. Um die Konzentrationsfähigkeit zu erhöhen, haben sich folgende ätherische Öle bewährt:

Basilikum, Citronella, Minze, Pfefferminze, Rosmarin und Zitrone. Sie können dem Kind das ätherische Öl auch am nächsten Tag mit in die Schule geben, damit es sich z. B. vor der Klassenarbeit die Ohrreflexzonen selbstständig massieren kann.

Raumanzug

Eine spielerische Form der Meridianmassage möchte ich im Folgenden darstellen. Dieses Massagespiel unterstützt das Kind dabei, ein Gespür für den Fluss der Körperenergie zu entwickeln. Es handelt sich um eine hervorragende Übung, um die Eigenwahrnehmung zu sensibilisieren.

Immer wenn du dich unsicher fühlst oder aufgeregt bist, hast Du die Möglichkeit dich selbst zu schützen, indem du deinen Raumanzug anziehst. Stelle dir zunächst vor, du ziehst eine Latzhose an. Du ziehst sie über deine Füße, innen an den Beinen hoch, über den Bauch, die Brust, bis zu deinen Schlüsselbeinen. Streiche die Hose nun an der Beinaußenseite nach unten glatt.

Nun ziehst du deine Jacke an. Ziehe die Ärmel über die Armaußenseite nach oben, streiche sie um die Schulter herum glatt und streiche dann über die Arminnenseite nach unten.

Ziehe anschließend deinen Helm auf. Überprüfe, ob er richtig sitzt, indem du den Übergang vom Nacken zum Kopf kräftig massierst. Reibe deine Hände, bis sie warm sind, und klappe das Visier des Helmes über die Augen, indem du deine warmen Hände auf deine Augen legst.

Befestige nun den Kinnschutz an deinen Helm, indem du den Kiefer kräftig massierst und den unteren Teil des Helmes dort mit einem Scharnier befestigst. Streiche abschließend deine gesamte Körperrückseite von oben nach unten aus, damit dein Anzug perfekt sitzt.

Anleitung Klopfmassage

Diese Massagetechnik lockert die gesamten Muskeln des Kindes und hat sich besonders bewährt, wenn das Kind sehr angespannt ist. Die Massage hilft loszulassen und zu entspannen.

Massageablauf

- Das Kind liegt entspannt auf dem Bauch – sein Kopf sollte locker auf seinen Händen ruhen.
- Setzen Sie sich neben das Kind oder knien Sie sich über die Beine des Kindes.
- Klopfen Sie nun mit lockeren Fäusten den gesamten Bereich links und rechts neben der Wirbelsäule aus. Klopfen Sie nur den Bereich der Brustwirbelsäule aus, dort, wo Sie die Rippen spüren.
- Streichen Sie den Körper nach dem Klopfen von oben nach unten aus.
- Sanft können Sie auch Arme, Beine und Gesäß ausklopfen.
- Gerade bei Erkältungen hat sich eine sanfte Klopfmassage bewährt. Sie können natürlich vorher den Rücken mit einem erkältungslindernden Massageöl einmassieren und dieses dann sanft einklopfen.

Schüttelmassage nach Stephan Heinz

Diese Massage wirkt lockernd und mobilisiert Energie. Sie hat sich bewährt, wenn das Kind z. B. erschöpft ist von langen Hausaufgaben oder wenn die Hand vom langen Schreiben verkrampft ist. Sie können die Massage im Sitzen ausführen, dann nehmen Sie die Hand des Kindes in Ihre Hand und führen den Arm des Kindes ungefähr auf Schulterhöhe. Beginnen Sie nun sanft, rhythmisch den Arm des Kindes auszuschütteln (ca. 1 Minute), wiederholen Sie diese Übung auch mit dem anderen Arm. Dieses Vorgehen lockert die gesamten Armmuskeln und entkrampft den Schulter-Nacken-Bereich. Im Liegen kann diese Übung nach folgendem Schema angewandt werden:

- Das Kind liegt auf dem Rücken.
- Umfassen Sie einen Fuß, heben diesen leicht an und schütteln das gesamte Bein sanft aus (30 Sek.).
- Wiederholen Sie dies am anderen Fuß (30 Sek.).
- Umfassen Sie nun die linke und rechte Gesäßhälfte und schütteln Sie sanft von links nach rechts (30 Sek.).
- Lassen Sie das Kind nun seine Füße aufstellen, sodass die Beine angewinkelt sind und die Füße auf dem Boden stehen.
- Setzen Sie sich vor das Kind, umfassen seine Knie und beginnen Sie nun, das Kind sanft in Schwingung zu versetzen, indem Sie Ihre Hände sanft zu sich ziehen und lösen. Diese Schwingung sollte bis hinauf zur Nasenspitze laufen (45 Sek.).
- Gehen Sie nun zu den Armen des Kindes und schütteln Sie diese nacheinander (jeweils 30 Sek.) aus.
- Setzen Sie sich vor den Kopf des Kindes und legen Sie eine Hand in Richtung Füße auf den Kopf. Beginnen Sie, das Kind durch „sanfte" Stöße in Schwingung zu versetzen (45 Sek.).
- Sie können diese Übung selbstverständlich auch in Bauchlage ausführen.

Massage mit Tennis- oder Igelbällen

Die Massage mit Tennis- oder Igelbällen erfreut sich besonderer Beliebtheit. Ich führe diese Massage oft mit Kindergruppen aus. Eine ideale Möglichkeit, um zur Ruhe zu kommen.

Diese Massageform balanciert das Abwehrsystem der Haut, das Kind wird zugänglicher für Massageimpulse und kann Impulse über die Haut besser wahrnehmen und integrieren.

Massageablauf

- Das Kind liegt entspannt auf dem Bauch.
- Beginnen Sie am rechten Fuß und massieren Sie kreisend den rechten Unterschenkel und wechseln Sie dann ab der Kniekehle zum linken Oberschenkel.
- Massieren Sie die linke Gesäßhälfte – hier dürfen Sie den Druck ruhig etwas erhöhen.
- Massieren Sie nun quer über den gesamten Rücken zur rechten Schulter.
- Mit kreisenden Bewegungen sanft das gesamte rechte Schulterblatt massieren.
- Fordern Sie das Kind auf, seinen rechten Arm auszustrecken und massieren Sie diesen mit kreisenden Impulsen bis über die Fingerspitzen hinaus.
- Nun wiederholen Sie diesen Ablauf. Beginnen Sie diesmal am linken Fuß und gehen Sie weiter zur linken Kniekehle, zum rechten Oberschenkel, zur rechten Gesäßhälfte, zur linken Schulter, zum linken Arm und zur linken Hand.

Dieser Massageablauf aktiviert die rechte und linke Gehirnhälfte. Außerdem wird die Selbstwahrnehmung geschult und beide Körperseiten werden erforscht. Es handelt sich hierbei um taktile Gehirngymnastik.

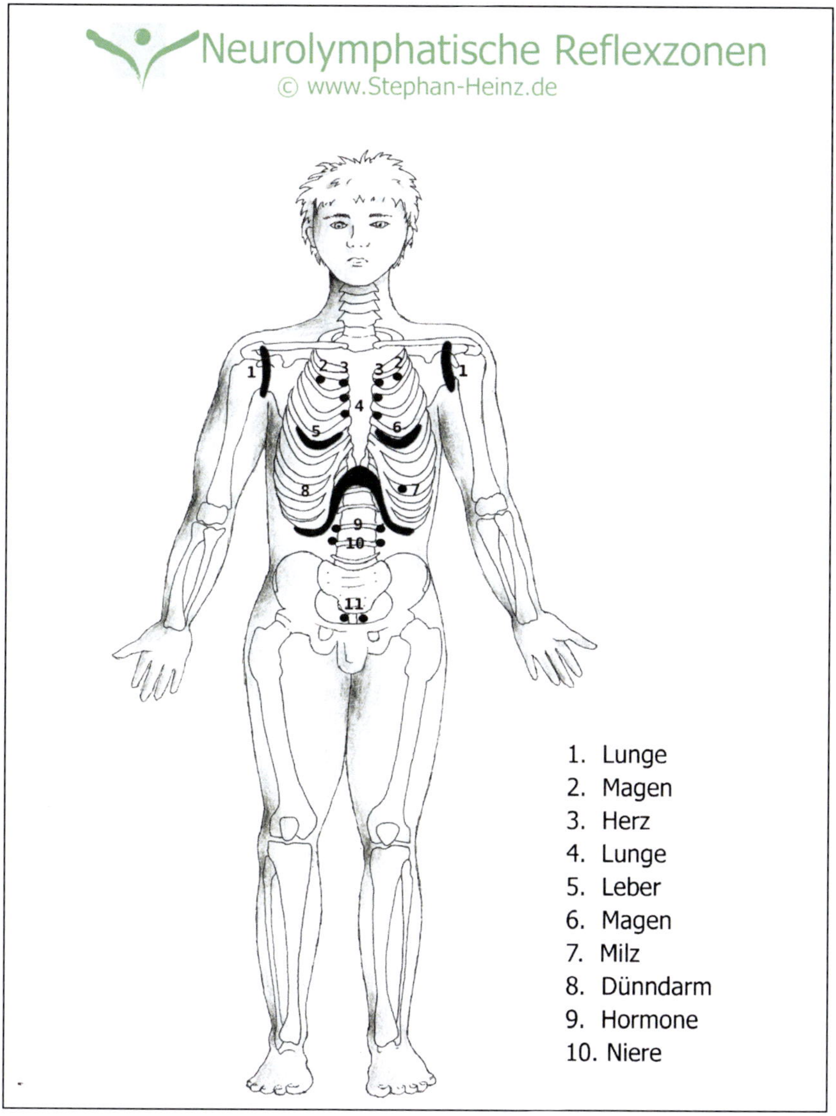

Neurolymphatische Reflexzonen nach Chapman

Francis Chapman, ein amerikanischer Osteopath, erkannte, dass Störungen der inneren Organe und des Lymphsystems sich an genau definierten Stellen an der Hautoberfläche zeigen. Das Lymphsystem besitzt eine übergeordnete Rolle für unsere Gesundheit. Über dieses System werden Krankheitserreger aus unserem Körper eliminiert. Des Weiteren wirkt das Lymphsystem als Drainagesystem des Körpers. Es hat Einfluss auf den Eiweiß- und Fettstoffwechsel und transportiert Hormone durch unser gesamtes System. Im Körper befinden sich doppelt so viele Lymphgefäße und Lymphflüssigkeit wie Blutgefäße und Blut.

Über die neurolymphatischen Reflexzonen wird die Energiezufuhr zum lymphatischen System geregelt. Man kann sich die Reflexzonen als Schalter oder Sicherungen vorstellen, die sich ausschalten, wenn das System überlastet ist. Wenn Sie die Punkte abtasten, werden Sie immer wieder schmerzhafte Stellen finden. Dies sind die Stellen, die eine sanfte Massage benötigen. In der Praxis hat es sich bewährt, dies mit einem Lavendelmassageöl zu tun. Sie können aber die Stellen auch massieren, wenn das Kind angezogen ist. Massieren Sie die Punkte mit kreisenden Bewegungen ca. 30 Sek. bis zu 2 Minuten, bis der Schmerz sich in seiner Intensität deutlich reduziert hat. Eine regelmäßige Massage der neurolymphatischen Reflexzonen wirkt sich besonders stabilisierend auf das Immunsystem aus. Die Kinder wirken zentrierter und in ihrem Allgemeinzustand stabiler.

Breuß-Massage für Kinder

Die Breuß-Massage wurde von Rudolf Breuß, einem österreichischen Naturheiler (1899–1990), entwickelt. Er litt selbst jahrelang an einer Erkrankung des Magen-Darm-Traktes und kam durch diese zur Naturheilkunde. Nach seiner Genesung begann er, andere Menschen in schwierigen Lebenssituationen als Heilpraktiker zu begleiten. Er erkannte schon früh die zentrale Bedeutung der Wirbelsäule für unsere Gesundheit. Die Wirbelsäule sah er als Verteilersystem für die Körperenergie und nutzte Sie als Biofeedbacksystem, um innere Blockaden zu erkennen. Seine Massageform beeinflusst positiv die inneren Organe und wirkt sich entspannend und befreiend auf die Muskulatur aus. Gerade während des Größenwachstums des Kindes wirkt die Breuß-Massage herrlich ausgleichend und kann Wachstumsschmerzen reduzieren. Auch angespannte, ängstliche Kinder profitieren von dieser Behandlung. Außerdem wirkt sich die Massage balancierend auf das Immunsystem aus. Auch bei Kindern, die immer wieder zu Blockaden einzelner Wirbelkörper neigen, kann sich diese Massage als förderlich zeigen, da sie sehr stark das Muskel- und Energiesystem der Wirbelsäule balanciert. Übrigens nicht nur Kinder profitieren von dieser Massage, genießen auch Sie die herrliche Tiefenentspannung der Breuß-Massage. Alles, was Sie benötigen, sind Ihre Hände, Johanniskrautöl und Seidenpapier.

Massageablauf Breuß-Massage		
1.	Das Kind liegt mit nacktem Oberkörper entspannt auf dem Bauch. Die Arme liegen neben dem Rumpf, die Handflächen des Kindes zeigen nach oben. Legen Sie ein Kopfkissen unter die Füße des Kindes. Als Rechtshänder stehen Sie rechts, als Linkshänder links neben dem Kind.	
2.	Folgende Beschreibung gilt für den Rechtshänder. Strecken Sie nun die Wirbelsäule, indem Sie mit Ihrem rechten Handballen Zug auf das Kreuzbein nach unten bis über das Steißbein hinaus ausüben. Ihre rechte Hand liegt auf der Wirbelsäule des Kindes. Legen Sie Ihre Hand dabei so, dass die Wirbelsäule zwischen Zeige- und Mittelfinger ruht. Die Finger der Massagehand zeigen zu den Füßen des Kindes. Ihre andere Hand ruht quer vor der Massagehand und stabilisiert diese. Gleiten Sie mit Ballendruck die Wirbelsäule entlang bis über das Steißbein hinaus. Achten Sie darauf, am unteren Ende des Steißbeines den Druck nur langsam zurücknehmen, damit kein Peitschenschlag auf die Wirbelsäule entstehen kann. Der Linkshänder führt die Massage gegengleich aus.	Wiederholen Sie diesen Vorgang 3- bis 6-mal ohne Massageöl. Die Stärke Ihres Druckimpulses sollte nicht schmerzen.
3.	Nun wird Johanniskrautöl auf die gesamte Wirbelsäule aufgetragen. Dazu geben Sie zuerst das Öl auf Ihre Hände und streichen dieses von oben nach unten auf der Wirbelsäule aus. Achten Sie darauf, dass das Kind vollkommen frei und entspannt liegt. Breuß sagte, dass das Öl bei diesem Vorgang tief in die Bandscheiben eindringen kann und diese dadurch regeneriert.	

4.	Wiederholen Sie nun den ersten Schritt auf der geölten Wirbelsäule. Arbeiten Sie sich in kleinen Schritten vom Steißbein ausgehend bis zum Genick, streichen Sie immer wieder über das Steißbein aus.	
5.	Massieren Sie nun mit klarem Impuls Kreise links und rechts der Wirbelsäule. Legen Sie Ihre Hände auf das Gesäß, Ihre Finger zeigen Richtung Kopf. Massieren Sie jetzt einen Kreis nach außen und führen diesen links und rechts neben der Wirbelsäule nach unten. Arbeiten Sie sich so vom Gesäß ausgehend bis zum Genick.	Wiederholen Sie diesen Vorgang ca. 5- bis 6-mal.
6.	Ziehen Sie nun mit beiden Händen – die Finger der Massagehand zeigen zum Kopf – von der Halswirbelsäule nach unten bis über das Steißbein hinaus. Lassen Sie am Steißbein den Druck nicht plötzlich los, sondern ziehen Sie sanft über das Steißbein hinweg (Verhinderung des Peitschenschlages).	Wiederholen Sie diesen Vorgang ca. 5- bis 6-mal.
7.	Wiederholen Sie noch einmal Schritt Nummer 3 und tragen Sie reichlich Johanniskrautöl auf die Wirbelsäule auf.	
8.	Legen Sie nun das Seidenpapier (ca. 20 x 60 cm) auf die gesamte Wirbelsäule („Kondensatortrennschicht"). Die raue Seite des Seidenpapiers liegt auf der Wirbelsäule. Durch einen osmotischen Vorgang werden Schlacken und Giftstoffe an die raue Seite des Papiers gebunden. Streichen Sie nun mit beiden Händen die Wirbelsäule abwechselnd aus, dies entkrampft die Muskulatur und gleicht den Energiefluss aus.	Wiederholen Sie diesen Vorgang bis zu 10-mal.

9.	Legen Sie nun ein Handtuch auf das Seidenpapier. Stellen Sie sich auf die linke Seite des Kindes. Ihre rechte Hand ruht auf dem Steißbein, die linke Hand daneben. Achten Sie darauf, dass sich Ihre Hände dabei nicht berühren. Lassen Sie Ihre Hände so ca. 1 Minute liegen. Führen Sie dann Ihre linke Hand eine Handbreit Richtung Kopf, die rechte Hand folgt. Wieder ca. 1 Minute die Hände ruhen und das Gewebe erwärmen lassen. Wenn Sie am Nacken angekommen sind, legen Sie Ihre rechte Hand auf das Kreuzbein, die linke Hand bleibt am Nacken liegen, die Finger Ihrer beiden Hände zeigen Richtung Füße. Lassen Sie nun noch einmal die gesamte Wirbelsäule 1 Minute durchströmen.	
10.	Streichen Sie nun ausgehend von den Schultern den gesamten Rücken aus. Ihre rechte Hand streicht die linke Körperseite aus, die linke Hand streicht die rechte Körperseite aus. Streichen Sie bis über die Füße hinaus aus.	Wiederholen Sie dies 3- bis 5-mal.
11.	Lassen Sie das Kind noch einige Minuten ruhen und achten Sie darauf, dass es nach der Massage genügend trinkt.	

Klangmassage mit Kindern

Auf viele mag die Klangmassage esoterisch und etwas „spinnert" wirken. Oberflächlich betrachtet scheint auch dies wieder eine neurotische Weiterentwicklung des Esoterikbooms zu sein. Beschäftigt man sich intensiver mit dem Thema, erkennt man aber, dass die Wirkung der Klangmassage wissenschaftlich erklärt werden kann. Unser Körper besteht zu ca. 70 bis 80 % aus Wasser. Die Vibration der Klangschale breitet sich in unserem Körper aus und erreicht jede kleine Zelle. Denken Sie daran, wie konzentrische Kreise entstehen, wenn Sie einen Stein ins Wasser werfen. Die Muskulatur, die Gelenke und der ganze Körper werden von Blockaden, Verspannungen und Verhärtungen befreit. Der Klang der Schale berührt tiefste innere Erfahrungen und bringt uns in tiefe Entspannung. Alle Körperhohlräume (Gewebe, Knochen und Organe) treten in Resonanz mit der Klangschale. In meiner praktischen Arbeit verwende ich folgende Arbeitshypothese, deren Wirksamkeit sich täglich in der Praxis bestätigt. Durch die Vibration der Klangschale werden vor allem die Vibrationsrezeptoren des Kontrollsystems der Haut stimuliert. Gerade in der Arbeit mit Kindern, deren Abwehrsystem sehr aktiv ist, hat sich die Klangschalenmassage sehr bewährt. Diese Kinder mögen oft keine Berührung. Durch die Vibration der Klangschale wird das Kontrollsystem aktiviert und das Abwehrsystem gehemmt. Durch das sanfte, rhythmische Anschlagen der Klangschale entsteht ein wunderschöner obertonreicher Ton. Klänge sprechen in uns archetypische Muster an und vermitteln uns schnell ein Gefühl von Geborgenheit und Sicherheit. Wir können vertrauensvoll loslassen und uns anvertrauen. In meiner Arbeit erlebe ich es immer wieder, dass die Kinder während einer Klangmassage tief entspannen. Deshalb nutze ich die Klangmassage auch gerne als Voraktivität, bevor ich mit den Kindern Hypnose oder autogenes Training praktiziere. Für die Arbeit mit Klangmassage benötigen Sie ein Set von drei Klangschalen oder eine große Universalschale. Ich arbeite in meiner Praxis mit den Klangschalen von Peter Hess.

Gelenkschale	Diese Klangschale wird auch Universalschale genannt. Sie verfügt über ein breites Klangspektrum. Mit einem härteren Schlägel angeschlagen, wirkt sie eher auf den Herzbereich. Mit einem weichen Schlägel angeschlagen, erzeugt sie eher tiefe Töne, die sich auf den Beckenbereich auswirken. Sie eignet sich hervorragend für die Arbeit an den Hand- und Fußreflexzonen sowie zur Stimulation der Gelenke. In ihrer energetischen Qualität wirkt diese Klangschale eher aktivierend.
Herzschale	Diese Schale hat einen warmen Herzton. Mit einem härteren Schlägel angeschlagen, erzeugt sie einen Ton, der eher den Hals- und Kopfbereich anspricht.
Beckenschale	Diese Klangschale hat ein eher tiefes Klangspektrum und wirkt stark auf den Solarplexusbereich und stabilisiert und zentriert.

Klangwelle

Bitten Sie das Kind, sich auf den Bauch zu legen. Stellen Sie jetzt eine Gelenk- oder Beckenschale auf die Füße des Kindes und schlägeln Sie die Schale nun sanft an. Laden Sie das Kind ein wahrzunehmen, wie sich der Klang über die Füße in den gesamten Körper ausbreitet. Diese Übung führe ich ca. 5 Minuten aus. Eine Variation der Übung besteht darin, die Klangschale zunächst auf einen Fuß zu stellen und ca. 3 Minuten anzuschlägeln. Tauschen Sie sich danach mit dem Kind darüber aus, was es wahrgenommen hat. Ich lade die Kinder nach dieser Übung ein, aufzustehen und ein wenig im Raum herumzulaufen und zu spüren, ob sie einen Unterschied in der „beklangten" Körperseite wahrnehmen. Im Anschluss daran wird der andere Fuß behandelt. Diese Übung ist wunderschön, denn sie schult zum einen die Körperwahrnehmung und verstärkt zum anderen die Wahrnehmung zwischen linker und rechter Körperseite und massiert auf eine sanfte, unspezifische Weise die Fußreflexzonen und man erreicht hierdurch eine Stimulation des gesamten Organismus.

Wasserklangschale

Die Arbeit mit der Wasserklangschale hat sich in meiner Praxis immer wieder bewährt. Ich schätze diese Übung sehr, da sie immer wieder variiert werden kann. Grundsätzlich gilt, dass Kinder, die taktil sehr empfindlich sind, eher eine Klangschale erhalten, die mit kaltem Wasser gefüllt ist. Kinder, die eher taktil unterempfindlich sind, erhalten eine Klangschale mit warmem Wasser. Setzen Sie sich mit dem Kind vor die Klangschale, schlägeln Sie diese nun sanft an und beobachten Sie gemeinsam mit dem Kind, wie sich ein Wassermandala bildet. Fordern Sie nun das Kind auf, langsam die Fingerspitzen der dominanten Hand in das Wasser zu tauchen, während Sie die Klangschale weiter sanft anschlagen. Lassen Sie das Kind nach ca. 3 Minuten des Spürens seine Erfahrungen mitteilen. Fordern Sie es auf, auf Unterschiede in den Händen und Armen zu achten. Wechseln Sie nun die Hand und wiederholen Sie die Übung.

Eine Variation dieser Übung entwickelte ich mit einem behinderten Kind, welches kaum über eine Auge-Hand-Koordination verfügte. Es war nicht in der Lage, über längere Zeit einen Gegenstand mit den Augen zu fixieren. Das Kind liebte Wasser über alles und reagierte sehr stark auf Vibrationsreize. Also füllte ich lauwarmes Wasser in die Klangschale und legte Halbedelsteine hinein. Das Kind planschte im Wasser, das es ja so liebte. Durch die Vibration und die Klangreize war das Interesse geweckt und eher zufällig griff das Händchen an den Edelstein. Reflexartig griff es danach und holte ihn stolz aus dem Wasser empor und legte ihn mir in meine geöffnete Hand. Diese Übung wiederholten wir 30 Minuten mit wachsender Begeisterung. Schließlich war das Kind dann in der Lage, die Steine, die es aus dem Wasser fischte, in ein Einmachglas zu werfen. Diese Übung fördert die Durchblutung der gesamten Hand, aktiviert das Körperbewusstsein und desensibilisiert das Abwehrsystem der Haut. Die Arbeit wirkt beruhigend und klärend.

Gesichtsdusche

Das Kind bringt sich im Vierfüßlerstand vor die Klangschale, sodass sich das Gesicht direkt über der mit Wasser befüllten Klangschale befindet. Schlägeln Sie diese nun sanft an und versetzen Sie die Klangschale in Schwingung. Nach einiger Zeit schlagen Sie die Schale kräftiger an, so dass Wasserperlen aus ihr herausspringen. Kinder lieben diese Übung. Ich verwende sie gerne während des Konzentrationstrainings mit Kindern, wenn diese schon etwas ermüdet sind. Sie erfrischt, weckt uns wieder auf und bringt neue Energie ins System.

Gelenkschale auf die Gelenke stellen und spüren, wie die Vibration sich ausbreitet

Stellen Sie eine Gelenkschale auf die Gelenke des Kindes. Beginnen Sie am rechten Fußgelenk und gehen Sie dann zum linken Kniegelenk, zum linken Fußgelenk, zum rechten Kniegelenk, zum linken Hüftgelenk, zur rechten Schulter, zum rechten Hüftgelenk, zur linken Schulter. Schlägeln Sie die Gelenkschale ca. 1 Minute auf jedem Gelenk an und arbeiten Sie sich so langsam und sanft nach oben. Durch das gezielte Aufsetzen der Gelenkschale auf die Gelenke dringen die Schallwellen tief in den Körper hinein und aktivieren die Tiefensensibilität. Die Kinder werden ruhiger und koordinierter nach dieser Übung. Durch den Wechsel von linker und rechter Körperseite werden die beiden Gehirnhälften und deren Verknüpfung angesprochen. Es handelt sich hierbei um eine auditive und tiefensensible Gehirngymnastik.

Erbsen tanzen in der Schale

Diese Übung schult die Feinmotorik des Kindes und hierbei vor allem das Üben des Pinzettengriffs, mit dem viele Kinder Probleme haben. Ein gut entwickelter Pinzettengriff ist die Voraussetzung für feinmotorische Aktivitäten, wie z. B. das Schreiben. Schütten Sie getrocknete Erbsen in die Klangschale. Schlägeln Sie die Klangschale sanft an, sodass die Erbsen zu tanzen beginnen. Das Kind wird nun aufgefordert, die Erbsen vorsichtig aus der Klangschale zu holen, ohne dass es den Ton stoppt. Jede aufgesammelte Erbse soll in eine neben der Klangschale stehende Flasche gesteckt werden.

Ab wann spüre ich die Vibration

Stellen Sie eine große Beckenschale ca. 25 cm neben das Kind. Schlägeln Sie die Klangschale sanft an und führen Sie sie immer näher an das Kind heran. Fordern Sie es auf, genau zu erspüren, ab wann es die Klangschale auch physisch fühlt. Diese Übung fördert die Konzentration und die Tiefenwahrnehmung.

Solarplexusmassage bei Angst und Anspannung

Stellen Sie zunächst Ihre Klangschale auf eine Wärmflasche, damit sich die Schale gut aufwärmt. Das Kind liegt bequem auf dem Rücken und hat eventuell ein Kissen unter dem Rücken und eine Rolle unter dem Knie. Nehmen Sie nun eine große Beckenschale und stellen Sie diese auf den Bereich des Solarplexus unterhalb des Brustbeins. Schlägeln Sie nun die Schale in einem ruhigen Rhythmus an, halten Sie zusätzlich mit Ihrer anderen Hand die Stirn des Kindes. Nach ca. 2 Minuten legen Sie eine Hand in den Nacken des Kindes, die andere Hand schlägelt weiter die Schale auf dem Solarplexus an. Nach ca. 2 Minuten lassen Sie die Klangschale ausklingen und legen ihre freie Hand nun auf die Stirn des Kindes, die andere Hand ruht weiterhin im Nacken. Fordern Sie das Kind nun auf, zehn tiefe Atemzüge zu nehmen. Mit dem Ausatmen lässt das Kind nun Anspannung los und mit dem Einatmen nimmt es Mut und Kraft auf. Lösen Sie dann sanft den Griff und bieten Sie dem Kind an, mit Ihnen über seine Erlebnisse zu sprechen.

Klangbasketball

Dieses Spiel habe ich durch meine Arbeit mit kleinen Kindern entwickelt, die viel Freude am Spiel mit Bällen haben. Sie benötigen hierfür eine große Beckenschale und einen weichen Gymnastikball, der sich gut greifen lässt. Nun darf das Kind den Ball in die Klangschale werfen, immer wenn diese erklingt. Mit größeren Kindern spiele ich dieses Spiel mit verschlossenen Augen, da sie dann zuerst hören müssen, wo sich die Schale befindet, und dadurch Richtungshören und die Herstellung räumlicher Beziehungen trainieren müssen.

Aufmerksamkeitsförderung

Durch das Anschlagen einer Klangschale können Sie bewusst die Aufmerksamkeit des Kindes lenken. Wenn ich z. B. mit Gruppen arbeite, nutze ich die Klangschale, indem ich sie anschlage, wenn es im Raum zu laut wird. Dies ist das Zeichen innezuhalten und die Augen so lange geschlossen zu halten, bis der Klang nicht mehr zu hören ist.

Für die Arbeit mit den Klangschalen empfehle ich folgende Voraussetzungen:

- Die Arbeit sollte in einem ruhigen, reizarmen Raum stattfinden, der nicht so viele Möglichkeiten der Ablenkung bereithält.
- Der Raum darf ruhig etwas abgedunkelt sein.
- Sorgen Sie für eine bequeme Lagerung des Kindes (Yogamatte, dicke Decke).
- Die Klangbehandlungen dürfen nur durchgeführt werden, wenn das Kind es möchte und zulässt.
- Unsicheren Kindern kann es helfen, wenn sie den Erwachsenen zuerst eine Klangmassage geben dürfen. Eventuell ist das Kind danach bereit für die eigene Erfahrung.

Bei Angst und Anspannung haben sich folgende ätherische Öle bewährt:

Citronella, Clementine, Estragon, Neroli, Patchouli, Rose, Vanille und Zimt.

Massagespiele

Kuchen backen

Der Rücken des Kindes ist der Tisch, auf dem gleich der Kuchen gebacken wird. Zuerst wird der Tisch mit der flachen Hand abgewischt, damit er schön sauber ist. Dann rieselt das Mehl auf den Tisch – mit den Fingerbeeren leicht auf den Rücken klopfen. Mit der flachen Hand nun das Mehl auf dem Tisch verteilen. Danach Sahne, Öl und Honig dazugießen und alles kräftig miteinander verkneten. Nun werden noch viele kleine Rosinen in den Teig gedrückt, dies geschieht mit den Daumen oder den Zeigefingern. Nicht auf die Wirbelsäule drücken, sondern in das weiche Gewebe daneben. Mit einem Nudelholz oder einem Gymnastikball wird der Teig nun flach ausgerollt und in den Ofen geschoben. Eine Gymnastikmatte wird auf das Kind gelegt und bedeutet Ofenklappe zu. Wenn der Kuchen fertig gebacken ist, darf das Kind aus dem Ofen herausklettern.

Wettervorhersage

Das Kind liegt mit dem Bauch auf dem Boden. Seine Aufgabe ist es, herauszufinden, wie das Wetter wird. Folgende Möglichkeiten werden vorher durchgesprochen und gezeigt:

Sonne	Handflächen ohne Druck auf den Rücken legen.
Wind	Leichte kreisende Bewegungen über den Rücken, begleitet von Pusten mit dem Mund.
Regen	Die Finger trommeln leicht über den Rücken.
Wolkenbruch	Handflächen klatschen auf den Rücken.

Gewitter	Mit der Zeigefingerspitze der linken und rechten Hand abwechselnd auf den Rücken klatschen.
Schnee	Die Fingerspitzen ganz sanft über den gesamten Rücken klopfen lassen.

Nun muss das Kind raten, wie das Wetter morgen wird.

Das Mumienspiel

Für dieses Massagespiel benötigen Sie ausreichend Decken oder lange Therabänder©. Das Kind ist nun die Mumie und wird ganz eng in die Bänder eingewickelt. Am besten liegt es auf dem Boden und wird in die Decke oder die Bänder eingerollt. Ich frage immer, ob der Kopf auch eingerollt werden darf. Wenn die Mumie fertig eingerollt ist, darf sie sich wieder befreien, indem sie sich aus der Hülle herausrollt.

Schinkenklopfen

Dies ist eher ein Gruppenspiel. Das Kind kniet sich hin, legt seinen Oberkörper auf einen Stuhl und schließt die Augen. Nun dürfen die anderen mit ihrer flachen Hand auf den „Schinken" klopfen und das Kind soll raten, wer da gerade klopft.

Bauernhofmassage

Das Kind liegt auf dem Bauch. Der Rücken ist der Bauernhof.

- Morgens tritt der Bauer aus dem Haus und läuft über seinen Hof, er ist noch sehr müde und stampft langsam Richtung Stall (mit beiden Handflächen abwechselnd über den Rücken „stampfen").

- Er schließt die Tür zum Stall auf (Schließbewegung am Beginn des Nackens durchführen).
- Da erschrickt er, denn vor seinen Füßen laufen viele Mäuse, die sich schnell vor ihm verstecken (sanft, aber schnell mit den Fingerkuppen durch die Haare klopfen).
- Der Bauer hat sich ganz schön erschrocken und muss sich erst mal auf einen Strohballen setzen und etwas ausruhen (Hände sanft auf die Schulterblätter legen).
- Auf sanften Pfoten kommt ganz elegant seine Katze zu ihm gelaufen und setzt sich auf seinen Schoß und möchte gestreichelt werden (Fingerspitzen laufen vom Steißbein ausgehend zu den Schulterblättern; dann den gesamten Schulterbereich in Form einer liegenden Acht „streicheln").
- Der Bauer freut sich, dass seine Katze auf seinem Schoß sitzt und genießt die Sonne, die durch die Fenster in den Stall scheint (Hände warm reiben und den ganzen Rücken „bestrahlen", indem Sie die warmen Handflächen auf verschiedene Stellen am Rücken legen)
- Nun muss unser Bauer aber anfangen zu arbeiten, er mistet den Stall aus (den gesamten Rücken kneten).
- Im Anschluss daran fegt er den Stall mit einem Besen aus (mit den Fingerspitzen Kehrbewegungen von der Schulter bis zum Steißbein ausführen).
- Nachdem er seine Arbeit erledigt hat, geht er zum Haus (mit den Fingern über den Rücken schreiten) und kann erst mal in Ruhe frühstücken.

Pizzaspiel

Sie benötigen für dieses Spiel Kissen oder Sandsäckchen, ein Nudelholz, eine Matte und eine Decke. Zuerst wird mit dem Kind besprochen, wie ein Pizzateig hergestellt wird. Nun ist das Kind das Backblech, auf dem der Teig zubereitet wird. Zuerst Mehl daraufgeben – die Fingerspitzen klopfen leicht auf den Rücken. Hefe zerbröseln und auf dem Rücken des Kindes verteilen, Wasser dazugeben, alles kräftig miteinander verkneten. Nun wird der Teig mit dem Nudelholz auf dem Rücken des Kindes ausgerollt. Im Anschluss daran werden die verschiedenen Beläge (Säckchen oder Kissen) daraufgelegt. Zum Schluss Käse darüber streuen und die Pizza in den Ofen schieben. Sobald die Pizza fertig ist, darf das Kind aus der Pizza herausklettern.

Der Bauer auf dem Kopfacker

Der Bauer muss heute zu Fuß zum Feld laufen, da sein Traktor kaputt ist. Mit den Fingerspitzen wird jetzt über den Rücken in Richtung Kopf gewandert. Oben angekommen stellt der Bauer fest, dass der Zaun, der den Acker eingrenzt, kaputtgegangen ist. Er muss einen neuen Zaun bauen. Nun werden um den kompletten Haaransatz herum mit dem Zeigefinger kreisend „Löcher gebohrt" und dann mit den Zeigefingern neue Pfosten hineingeklopft. Nun ruht sich unser Bauer aus und legt sich erst einmal in die warme Sonne. Hände reiben und auf die Schläfen legen. Dort so lange verweilen, bis der Bauer wieder munter wird. Nun muss er mit dem Rechen den Boden auflockern, damit er neue Pflanzen säen kann. Mit den Fingerkuppen wird der gesamte Haarbereich durchgerecht. Dann mit dem Daumen die Samen in die Erde drücken und diese dann wieder mit etwas Erde zurechen. Der Bauer hat Glück, denn kaum ist er mit der Arbeit fertig, beginnt es sanft zu regnen. Die Fingerkuppen klopfen sanft auf den gesamten Kopfbereich. Das Glück reißt nicht ab, denn nach dem Regen scheint die Sonne. Hände wieder aneinanderreiben und anschließend auf den Kopf legen. Gleichzeitig weht ein sanfter Wind über den Acker. Um den Wind zu erzeugen, pusten Sie über den gesamten Kopf. Der Bauer schaut auf seinen Acker und sieht plötzlich, wie die Pflanzen aus der Erde wachsen. Sanft die Haare in die Luft ziehen. Einige Tage später kann der Bauer schon die ersten Pflanzen ernten. Haare wieder in die Luft ziehen und mit der anderen Hand „abschneiden".

Der Körper als Autobahn

Für dieses Massagespiel benötigen Sie ein Spielzeugauto. Bitten Sie das Kind, sich auf den Bauch zu legen. Die Füße des Kindes sind die Garage, in der das Auto parkt. Nun soll das Kind sagen, wohin und wie das Auto fahren soll. Schnell, in Kreisen, in Wellenbewegungen, im Rückwärtsgang etc. Diese Massage fördert sehr stark das Körperbewusstsein und die Orientierung am eigenen Körper. Es kann natürlich noch ein zweites Auto folgen. Im Anschluss daran wird gewechselt und Sie selbst legen sich auf den Bauch und bestimmen nun, wohin das Auto fahren soll.

Waschanlage

Das Kind ist das Auto. Es steht in der Waschanlage. Zuerst müssen die Antennen eingefahren werden – sanftes Ausmassieren der Ohren. Dann prasselt Wasser auf das Auto – Fingerkuppen klopfen sanft über den gesamten Körper des Kindes. Im Anschluss daran kommen die Schaumdüsen – mit der ganzen Handfläche sanft Druck auf den Körper des Kindes ausüben. Nun kommen die großen Waschwalzen und schrubben das Auto sauber, mit der Handfläche über das ganze Kind rubbeln. Im Anschluss daran folgt noch einmal Wasser. Nun wird das Auto trocken gepustet – blasen Sie nun mit ihrem Mund über das ganze Kind. Jetzt kann das Auto aus der Waschanlage herausfahren. Der Waschanlagenbesitzer schlägt vor, noch einmal die Räder nachzuziehen – Finger und Zehen noch einmal kräftig ziehen und sanft kreisen. Nun noch die Antennen wieder anschrauben – Ohren nochmals sanft ausmassieren – und dann kann nach Hause gefahren werden.

Herz- und Bauchatmung

Lege eine Hand auf dein Herz, die andere Hand auf deinen Bauch. Atme nun tief ein und konzentriere dich dabei auf dein Herz, wenn du dann ausatmest, konzentriere dich bitte auf deinen Bauch. Zusätzlich bringe bitte beim Einatmen deine Zunge an deinen Gaumen und lasse sie beim Ausatmen fallen.

Eine Variation der Übung besteht darin, dass wir mit dem Herzen einatmen und mit dem Bauch ausatmen.

Die Augensternmassage

Massiere an deinem Hinterkopf die Vertiefung rechts und links neben der Wirbelsäule unterhalb des Schädels. Während du diese Punkte sanft massierst, schaue geradeaus, nach oben, nach unten, nach rechts, nach links. Halte jede Richtung ca. 15 Sek. Wiederhole diese Übung mit geschlossenen Augen.

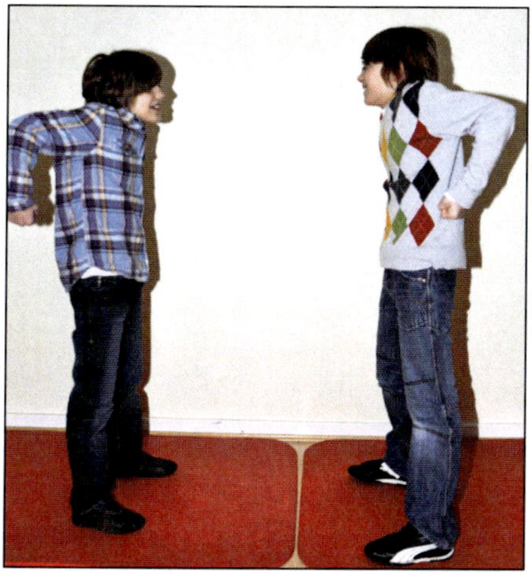

Spannung abbauen

Wenn du dich sehr angespannt fühlst und noch an viele andere Dinge denken musst und du keine Kraft hast, dich auf deine eigentlichen Aufgaben zu konzentrieren, kann dir diese Übung helfen, alten Ballast abzuwerfen. Sie hilft dir auf, wenn du dich über jemanden sehr geärgert hast und du immer noch wütend bist.

Balle deine Hände zu Fäusten. Balle sie so fest zusammen, als ob du eine Zitrone ausquetschen wolltest. Halte diese Spannung jetzt aufrecht, winkele deine Arme in den Ellenbogengelenken an und versuche, deine Unterarme hinter deinem Rücken zusammenzubringen. Vergiss nicht, in deinem Rhythmus weiterzuatmen. Lasse die Spannung nach 15 Sek. plötzlich los und fühle, wie alle Anspannung von dir abfließt.

Augenuhr

Diese lustige Übung entspannt deine Augen und den Nacken. Viele Kinder berichten mir, dass sie nach dieser Übung entspannter lesen können und sich auch besser konzentrieren können.

Lege dich entspannt auf eine bequeme Unterlage. Schließe deine Augen und atme in deinem Rhythmus weiter. Deine Finger massieren die Punkte in der Vertiefung an deinem Hinterkopf. Stelle dir vor deinen geschlossenen Augen eine riesige Uhr vor. Schaue nun mit geschlossenen Augen zunächst auf 12 Uhr, dann auf 6 Uhr, nun auf 9 Uhr und dann auf 3 Uhr. Nun schaue auf 11 Uhr, auf 7 Uhr, auf 2 Uhr, auf 4 Uhr, wieder auf 11 Uhr und auf 7 Uhr. Wie du vielleicht schon gemerkt hast, bewegst du bei dieser Übung die Augen in Form einer liegenden Acht. Diese Übungen synchronisieren die Zusammenarbeit beider Gehirnhälften.

Gesichtsakupressur

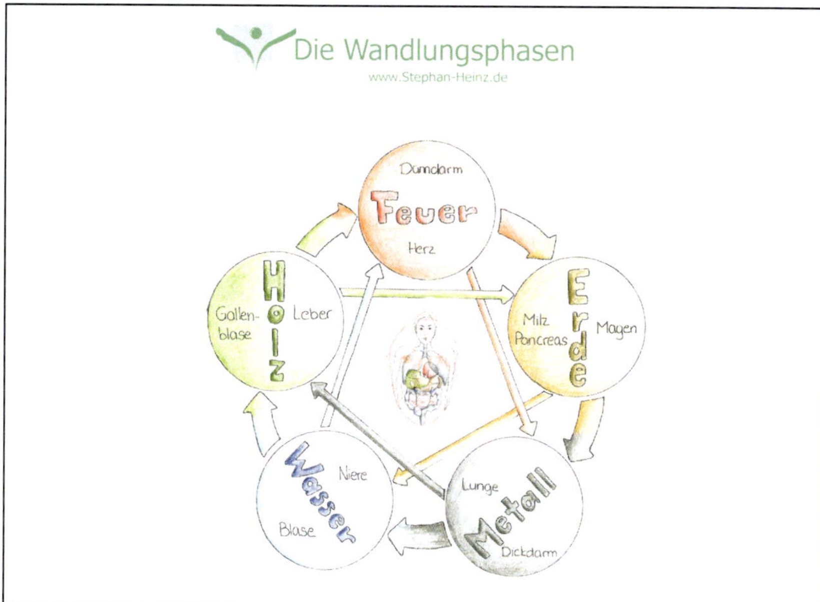

Die Massage des Gesichts und des Schädels hat sich in meiner Praxis als äußerst effektives Mittel zur Beruhigung des Kindes bewährt. Auch auf die Entwicklung des Gehirns und zur Förderung des Immunsystems wirkt die Massage positiv. Sie können Ihr Kind auf den Schoß nehmen, während Sie die Punkte aktivieren. Die Massage lässt sich natürlich auch im Liegen ausführen. Sie benötigen keine Massagecreme oder Öl. In meiner Praxis führe ich nach der Gesichtsakupressur die tibetische Gesichtsmassage mit einer Gesichtscreme durch. Sie werden erstaunt sein, wie ihr Kind sich bei dieser Massage entspannt.

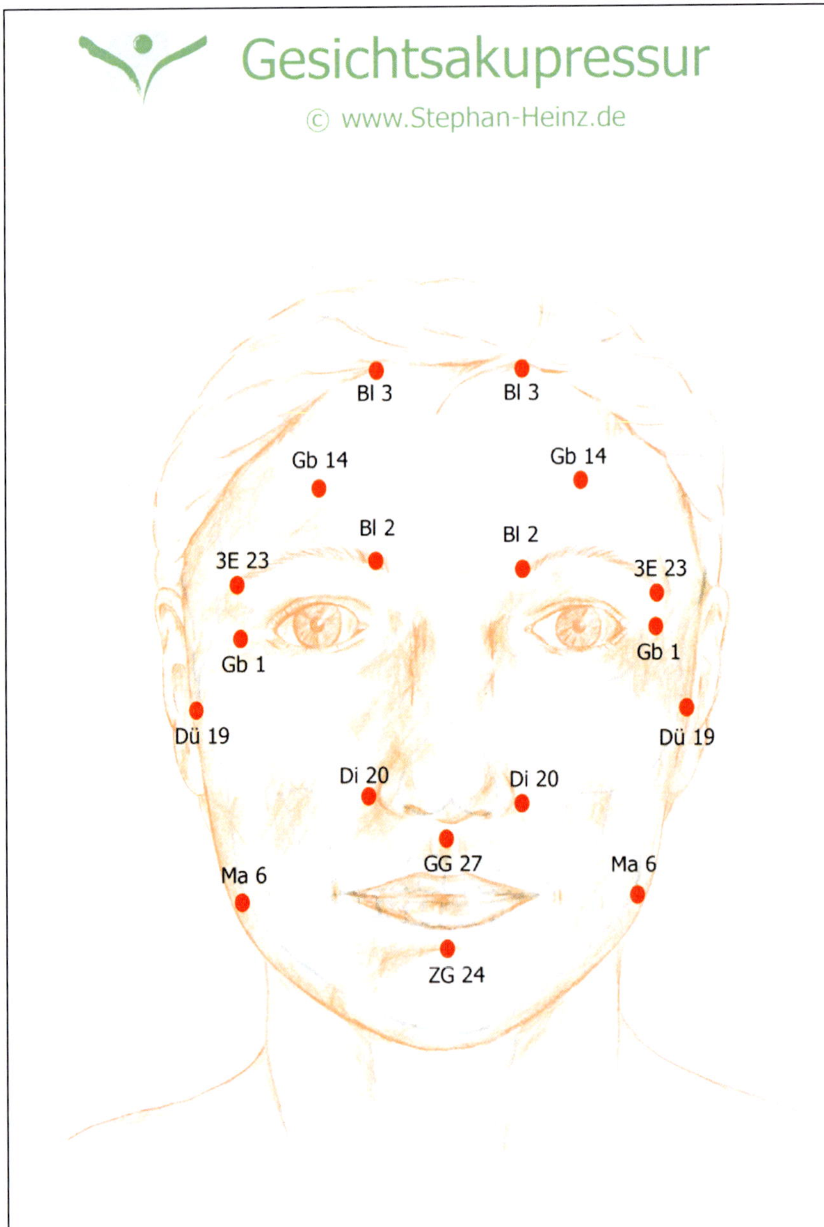
Gesichtsakupressur
© www.Stephan-Heinz.de
Bl 3
Bl 3
Gb 14
Gb 14
Bl 2
Bl 2
3E 23
3E 23
Gb 1
Gb 1
Dü 19
Dü 19
Di 20
Di 20
GG 27
Ma 6
Ma 6
ZG 24

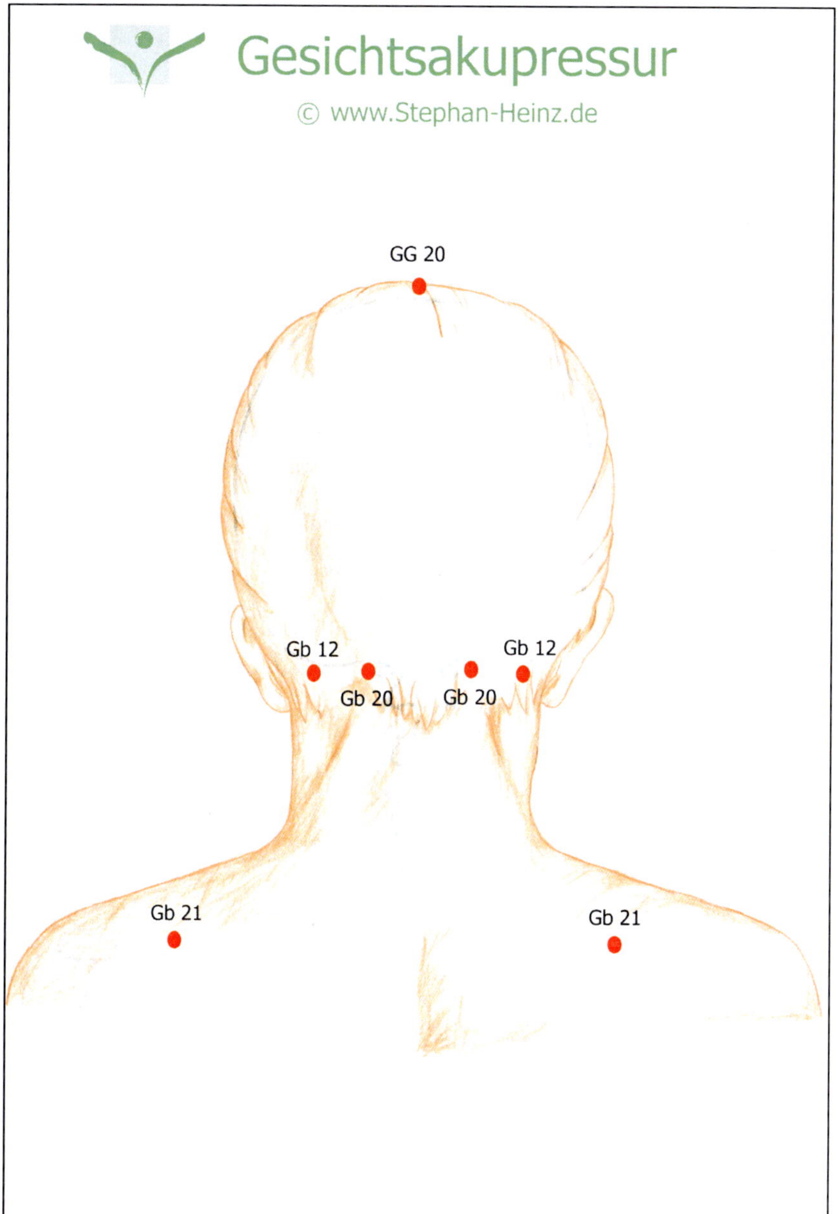
Gesichtsakupressur
© www.Stephan-Heinz.de
GG 20
Gb 12
Gb 12
Gb 20
Gb 20
Gb 21
Gb 21

Akupressurpunkt	Wirkung des Punktes	Behandlung
Blase 3 *Straße der Augenbraue*	• Scheitelkopfschmerz • Schwindel • Epilepsie • Unruhe	Legen Sie Ihren Zeigefinger auf diesen Punkt und kneten Sie ihn ca. 40-mal.
Gallenblase 14 *Das weiße des Yang*	• Stirnkopfschmerz • Augenprobleme • Benommenheit	Legen Sie Ihren Zeigefinger auf diesen Punkt und kneten Sie ihn ca. 40-mal.
Blase 2 *Zusammengelegter Bambus*	• Stark beruhigend • Beeinflusst die Entwicklung des Frontalhirns • Lindert Stirnkopfschmerz • Lindert Nasenbluten • Hilfreich bei kindlicher Epilepsie	Beginnen Sie am Punkt zwischen den Augenbrauen und reiben Sie kräftig mit Daumen oder Zeigefinger von diesem Punkt ausgehend bis hoch zur Stirn. Wiederholen Sie diese Übung ca. 40-mal.
3 Erwärmer 23 *Mit Geigen und Flöten*	• Kopfschmerz • Beruhigt das Gehirn • Gleichgewichtsstörungen • Benommenheit	Legen Sie Ihren Zeigefinger auf diesen Punkt und kneten Sie ihn ca. 40-mal.
Gallenblase 1 *Kellerloch der Pupille*	• Schmerzende Augen • Tränenfluss • Bindehautentzündungen • Migräne • Beeinflusst die Entwicklung des Gehirns	Legen Sie Ihren Zeigefinger auf diesen Punkt und kneten Sie ihn ca. 40-mal.

Akupressurpunkt	Wirkung des Punktes	Behandlung
Dünndarm 19 *Palast des Gehörs*	• Taubheit • Tinnitus • Epilepsie • Zahnschmerzen • Entspannt die Kiefermuskeln • Zahnknirschen	Legen Sie Ihren Zeigefinger auf diesen Punkt und kneten Sie ihn ca. 40-mal.
Dickdarm 20 *Empfangen der Wohlgerüche*	• Öffnet verstopfte Nasengänge • Niesen • Schult den Geruchssinn • Chronische Bronchitis • Erkältungsprophylaxe	Legen Sie Ihren Zeigefinger auf diesen Punkt und kneten Sie ihn ca. 40-mal.
Magen 6 *Kieferachse*	• Zahnschmerzen • Kiefergelenksprobleme • Kauprobleme • Mumps • Steifer Hals	Legen Sie Ihren Zeigefinger auf diesen Punkt und kneten Sie ihn ca. 40-mal.
Gouverneur 27 *Oberlippenrand*	• Stabilisiert das Bewusstsein • Entspannt nach Schock • Balanciert Emotionen • Entkrampft die Lendenwirbelsäule	Legen Sie Ihren Zeigefinger auf diesen Punkt und kneten Sie ihn ca. 40-mal.
Zentralgefäß 24 *Punkt, der die Flüssigkeit aufnimmt*	• Kieferklemme • Zahnschmerzen • Entspannt das Gesicht • Löst Verspannungen im Nacken	Legen Sie Ihren Zeigefinger auf diesen Punkt und kneten Sie ihn ca. 40-mal.

Akupressurpunkt	Wirkung des Punktes	Behandlung
Gouverneursgefäß 20 *Zusammenkunft aller Leitbahnen*	• Stärkt das Immunsystem • Beseitigt Verwirrung im Gehirn • Scheitelkopfschmerz • Traurigkeit • Unterstützt die Entwicklung des Großhirns	Legen Sie Ihren Zeigefinger auf diesen Punkt und kneten Sie ihn ca. 40-mal.
Gallenblase 12 *Ganzer Knochen*	• Kopfschmerzen • Steifheit des Halses • Zahnschmerzen • Epilepsie	Legen Sie Ihren Zeigefinger auf diesen Punkt und kneten Sie ihn ca. 40-mal.
Gallenblase 20 *Windteich*	• Kopfschmerzen • Schwindel • Nasenbluten • Schulterschmerzen • Unterstützt die Lernfähigkeit	Formen Sie mit Ihrer Hand ein V und massieren Sie sanft den Nacken des Kindes hinauf. Massieren Sie dann sanft den gesamten Nacken nach unten entlang, ca. 100-mal, dies entspannt bei Schluckauf.
Gallenblase 21 *Schulterbrunnen*	• Steifer Hals • Husten • Armschmerzen • Depression	Legen Sie Ihren Zeigefinger auf diesen Punkt und kneten Sie ihn ca. 40-mal.

Autogenes Training

Das autogene Training unterstützt das Kind darin, Erfahrungen mit seinem Körper zu sammeln. Das Kind lernt die Wechselwirkung zwischen Körperempfindung und Gefühlen wahrzunehmen. Gerade nach einer Massage ist es hilfreich, mit dem Kind die Übungen des autogenen Trainings durchzuführen. Spielerisch lernt es, dass es seinen Körper durch Gedanken bewusst beeinflussen kann. Dies stärkt vor allem das Selbstbewusstsein und ermöglicht es dem Kind, sein Leben aktiver zu gestalten. Das autogene Training hat sich bei folgenden Herausforderungen bewährt:

- Unruhe
- Ängste
- Schüchternheit
- Schulprobleme
- Konzentrations- und Aufmerksamkeitsstörungen
- Selbstwertprobleme
- Psychosomatische Erkrankungen (Asthma, Einnässen, Kopfschmerzen etc.)
- Hyperaktivität
- Wahrnehmungsstörungen
- Kopfschmerzen
- Verdauungsstörungen
- Stottern
- Wiederkehrende Alpträume
- Schmerzen

Das autogene Training für Kinder besteht aus drei einfachen Übungen, die den Körper durch Gedanken und durch bildhaftes Vorstellen entspannen. Es empfiehlt sich, die Übungen in Rückenlage durchzuführen.

Sorgen Sie dafür, dass während der Übungseinheit keine äußeren Störungsfaktoren auftreten.

Einleitung	Lege dich bequem auf deine Unterlage. Deine Arme liegen neben deinem Körper. Atme in deinem Rhythmus 5-mal tief ein und aus und schließe dann deine Augen, falls du es noch nicht getan hast. Räkele und strecke dich noch einmal und versprich dir selbst, dass du dich in den nächsten Minuten nicht mehr bewegen wirst. Achte auf die Geräusche um dich herum, horche genau, alles ist wichtig. Jetzt oder gleich bemerkst du, dass dich die Geräusche immer ruhiger werden lassen und du ganz entspannt bist.
Ruheübung	Stell dir vor, du sitzt in einem Boot. Das Boot und du werden immer kleiner. Und nun siehst du dich, wie du mit dem Boot durch deine Ohren in deinen Körper fährst. Du fühlst dich ganz sicher und geschützt, schau dich in deinem Körper um. Sanft fährt dein Boot in deinen Adern und schaukelt ruhig hin und her. Es ist sehr warm und gemütlich. Wenn du tief einatmest spürst, du einen leichten Wind durch deinen ganzen Körper ziehen. Dies erfrischt dich und du fühlst dich herrlich befreit. Du treibst mit deinem Boot durch deinen ganzen Körper, fährst zu den Zehen- und Fingerspitzen und fühlst dich ganz ruhig und gelöst. Alle störenden Gedanken fliegen einfach davon, so wie Seifenblasen der Sonne entgegenfliegen. Und du wiederholst 5-mal für dich: „Ich bin ganz ruhig und entspannt." Hier können Sie als Therapeut eine Beckenschale sanft anschlagen und die Formel noch einmal wiederholen.

Schwere-übung	Stelle dir vor, über deinen rechten Arm rieselt nun Sand. Immer mehr Sand liegt auf deinem rechten Arm und du spürst, wie schwer dein rechter Arm wird. Der rechte Arm ist ganz schwer (3-mal wiederholen). Nun merkst du, dass beide Arme ganz schwer sind (3-mal wiederholen). Dein ganzer Körper ist ganz schwer (3-mal wiederholen). Sage dir: „Ich entspanne vollkommen – tiefer und tiefer sinke ich in eine angenehme Entspannung. Nichts ist mehr wichtig, alles andere ist vollkommen egal, ganz tief entspannt.“ Deine Beine sind vollkommen schwer und entspannt, auch deine Waden fühlen sich entspannt und befreit an. Die Entspannung breitet sich nun auch über deine Oberschenkel aus und sie fühlen sich ganz schwer und entspannt an. Und du fühlst, wie angenehm dein Boot hin und her schaukelt und genießt die Ruhe und Entspannung.
Ruheübung	Lassen Sie das Kind die Ruheübung mit der Formel „Ich bin ganz ruhig und entspannt” 5-mal wiederholen und lassen Sie die Beckenschale nach jeder Wiederholung tönen.
Wärme-übung	Während du in deinem Boot so ganz entspannt liegst, spürst du, wie die Sonne auf dich scheint und dich eine tiefe Ruhe erfasst. Ganz deutlich spürst du, wie die Sonne deine Arme erwärmt und deine Arme angenehm warm werden. Deine Oberarme werden durchströmt und sind angenehm warm. Bis zu den Fingerspitzen strömt nun die Wärme. Du fühlst dich angenehm schwer und wohlig durchwärmt. Du spürst nun langsam die Wärme in deinen Beinen, deine Oberschenkel werden wärmer und wärmer und auch Deine Unterschenkel werden von der Wärme erfasst. Bis zu den Zehenspitzen durchströmt dich eine angenehme Wärme. Dein ganzer Körper ist angenehm durchwärmt, du bist ganz entspannt, ruhig und fühlst dich vollkommen wohl.

Rücknahme	Langsam machst du dich bereit, wieder ins Hier und Jetzt zurückzukommen. Du fühlst dich angenehm locker und entspannt, du beginnst dich zu recken und zu strecken, atmest tief ein und aus und wirst mit jedem Atemzug wacher und wacher. Nun öffnest du langsam die Augen, wenn du es noch nicht getan hast, orientierst dich im Raum und bist vollkommen wach.

Wenn das Kind die drei Grundübungen beherrscht, empfiehlt es sich, dass es lernt, sich selbst positiv zu beeinflussen. Dies geschieht, indem das Kind sich nach der Wärmeübung z. B. selbst sagt: „Ich bin ruhig, mein Kopf ist klar und ich schaffe es, die Arbeit erfolgreich zu bewältigen.“ Dadurch kommt das Kind körperlich zur Ruhe, entspannt sich und kann neues Vertrauen in die eigenen Fähigkeiten entwickeln. Kinder erlernen das autogene Training im Allgemeinen schneller als Erwachsene, da sie eine größere Vorstellungskraft als Erwachsene besitzen.

Weitere Affirmationen:

- So wie ich bin, bin ich gut.
- Ich darf Fehler machen und lerne durch sie.
- Mit viel Mut wird alles gut.
- Konzentriert mache ich meine Hausaufgaben, dann bin ich frei fürs Spiel.
- Ich bin wertvoll, ich gehöre dazu.
- Ich darf sagen, was ich fühle.
- Ich kann konzentriert zuhören und arbeiten.
- Ich bin ruhig und gelassen.
- Ich kann innehalten und auf mich hören, bevor ich weiterarbeite.
- Ich gehe meinen Weg mutig und offen.

Nachwort

Ich hoffe, dass ich Ihnen Informationen und Techniken vermitteln konnte, die Ihnen helfen, Ihre Kinder mit anderen Augen zu sehen. Vielleicht haben Sie eine neue Möglichkeit der Kommunikation entdeckt. Auch möchte ich Sie ermutigen, das Wissen für sich selbst zu nutzen. Für Ihre Partnerschaft können die beschriebenen Massagetechniken eine neue Begegnungs- und Kommunikationsmöglichkeit darstellen. Berührung ist die wichtigste Arznei, die wir Menschen schenken können. Und in der heutigen Zeit wird diese Arznei immer bedeutender.

Ganz besonders möchte ich mich bei Birgit Schaldach-Helmlechner bedanken, die viel Geduld und Zeit aufbrachte, um meine Ideen zu sortieren und zu strukturieren. Holger Brüning, der mir half, die Grafiken zu formatieren. Julia Heinzel, die auch diesem Buch wieder ihr künstlerisches Talent zur Verfügung stellte und wunderschöne Grafiken zeichnete.

Ein weiterer Dank gilt meinen Lehrern:

- John F. Thie, der mich mit der Touch-for-Health-Ausbildung wieder in Verbindung mit meiner eigenen Körperlichkeit brachte.
- Paul Dennison, dem Begründer der Edu-Kinesthetik, dem ich eine neue Sichtweise auf Lernen und Verhalten verdanke.
- Renate Wennekes, der Begründerin der Entwicklungskinesiologie, die mir die Wichtigkeit von Freude und Spiel beim Lernprozess vermittelte.
- Grethe Fremming, der Begründerin der Transformationskinesiologie, die mir wieder dazu verhalf, Spiritualität in mein Leben hereinzulassen.
- Hanne Marquardt, die mir die Wichtigkeit einer guten Erdung und zentrierten Füßen mit auf dem Weg gab.

- Pamela Ferguson, meiner Shiatsulehrerin, die mir half, ein tiefes Verständnis für natürliche Zyklen lehrte und die Rhythmik von Energiebewegungen vermittelte.
- All meinen Schülern und Patienten, die mir immer wieder Vertrauen schenken und mit ihrer Offenheit meine größten Lehrer sind.

Vor allem möchte ich meiner Mutter danken, die schon sehr früh die Bedeutung der Berührung für meine Entwicklung erkannt hat.

Informationen über Behandlungen, Ausbildungen und Fortbildungen:

Institut für kinesiologische Fortbildung
Stephan Heinz
Marktstraße 21
36037 Fulda
www.stephan-heinz.de
Fon.: 0661/2000

Weiterführende Literatur:

- Stephan Heinz, Lehrbuch Fußreflexzonentherapie „Kommunikation mit den Füßen – die Füße als Wegweiser zu mehr Gesundheit und Bewusstheit", erschienen bei BOD
- Stephan Heinz, Lehrbuch Gesichtsreflexzonentherapie, erschienen bei BOD